Differentialdiagnose

Band I

2. Auflage

ISBN 3-929915-10-3

Karl Heinz Herzog
Karolinenstr. 38
90 763 Fürth/Bay.
Fax: 0911/ 77 67 94

Vorwort:

In der letzten Zeit hat sich verstärkt ein neuer, mehr praxisbezogener Trend in der Heilpraktikerprüfung breit gemacht. Besonders in mündlichen Prüfungen spielt der Amtsarzt z. B. einen Patienten, der zu Ihnen wegen Husten kommt. Ihre Aufgabe ist es dann, praxisorientiertes medizinisches Denken an den Tag zu legen und durch geschickte Anamnesefragen und (*in der HP-Praxis durchführbare*) Untersuchungen herauszubekommen, was hinter dem Symptom steckt. Es kommt bei dieser Art der Prüfung erst in zweiter Linie darauf an, die Grundkrankheit zu erraten, sondern mehr auf medizinisches Einfühlungsvermögen und praktisches Anwenden des Gelernten.
Obwohl diese Art der Prüfung für Sie zusätzlich sicherlich eine Belastung darstellt, begrüßen wir dieses neue Verfahren, denn, wer ist der bessere Heilpraktiker, derjenige, der sämtliche Knöchelchen fehlerfei aufzählen kann, oder derjenige, der eine Diagnose erarbeiten kann? Wir sind der Meinung, daß eine Beurteilung, ob der Kandidat in der Realität eine Gefahr für die Volksgesundheit darstellt, am gerechtesten auf diese Art und Weise erfolgen kann. Mit dem vorliegenden Buch möchte ich Ihnen das differentialdiagnostische Gedankengut und die Wege zu einer Diagnose etwas näherbringen.
Machen Sie sich, um einen optimalen Lernerfolg zu erhalten, wirklich die Mühe und beantworten Sie jeweils erst die gestellten Fragen, bevor Sie weiterblättern. Wie Sie es von den anderen Amtsarztfragen gewöhnt sind, sind die Antworten auf den folgenden Seite ausführlich kommentiert.
Die vorgestellten Patientenfälle stammen teils aus Amtsarztfragen, teils sind es Realfälle aus der Praxis.
Ich habe mich bemüht, Ihnen den Stoff spannend darzustellen, so daß ich meine, daß das vorliegende Buch eventuell auch dem fertigen Heilpraktiker als Entspannung (*ohne Prüfungsstreß!*) und Weiterbildung dienen kann.

An dieser Stelle möchte ich, wie üblich allen Schülern danken, die mich in den letzten Jahren so reichhaltig mit Prüfungsfragen versorgt haben. Nachdem sie weiterhin alle ausnahmslos die Erlaubnis zur Ausübung der Heilkunde ohne Bestallung erhalten haben, hoffe ich, daß sich ihre Erwartungen an die eigene Praxis ebenso erfüllt haben. Ich wünsche ihnen jede Menge interessante Patienten.

Noch ein Wort des Verlags:

Vielen herzlichen Dank für Ihre Zusammenarbeit, Unterstützung, Engagement und nicht zuletzt für Ihre Geduld und Ihr Verständnis.

Sie sind ein fantastisches Publikum für das es Spaß macht zu arbeiten.

Aus technischen Gründen haben wir Infos über Kurse und Buchhandlungen an den Schluß des Buches gesetzt, also Augen auf und los geht's ...

Karl-Heinz Herzog

✚ Therapiehinweise, Tips für die Praxis, bzw. zur Untersuchung

☞ Hinweise, Tips oder auch wichtiges für die Prüfung was nirgendwo steht aber schon nützlich war.

▼ Komplikationen, auch **ACHTUNG!** oder Vorzeichen für ernstere Zwischenfälle.

➟ Wiederum Hinweise (Sie sehen, das taucht öfter auf), diesmal eher technische Hinweise, Querverweise auf andere Themen oder Fragen, bzw. auch ... daraus folgt, ... das führt zu ...

● Aufzählungen, wichtige Punkte (die z. T. auch schon wörtlich so gefordert wurden!)

❍ ebenfalls Aufzählungen, aber thematisch untergeordnet (im Sinne der Frage)

Zu guter letzt noch ein ➟ für den Index, der auch zum Lernen gedacht ist. Die fetten Zahlen sind Fragen, in denen das Stichwort verlangt wird, normal gedruckte Zahlen verweisen auf einen Kommentar.

...und nun viel Spaß und vor allem später viel Erfolg,
Ihr
ARDEA Verlag

Inhaltsverzeichnis

Technik der Differentialdiagnose

Wie erstellen Sie eine Diagnose ?

Die Diagnosestellung speziell **BEIM HEILPRAKTIKER** dient in erster Linie

- dem **AUSSCHLUSS VON LEBENSBEDROHLICHEN ERKRANKUNGEN** und
- dem **ERKENNEN VON KRANKHEITEN, DIE SCHULMEDIZINISCH BESSER BEHANDELBAR SIND** (z. B. Krebs oder akute Krankheiten).

Sie brauchen, um eine Diagnose zu erstellen:

1. die Kenntnis der Leitsymptome für lebensbedrohliche Erkrankungen
2. eine vernünftige Anamnese
3. eine internistische (*allgemeinmedizinische*) Untersuchung.

1) Die Leitsymptome haben Sie sich hoffentlich während Ihrer Ausbildungszeit angeeignet, ansonsten gibt's Lehrbücher der Differentialdiagnose.

2) Aus der Anamnese sollten Sie eine erste Orientierung erlangen, in welcher Richtung das Geschehen anzusiedeln ist;

- ob ein **AKUTES**,
- ob ein **CHRONISCHES** Krankheitsbild vorliegt oder
- ob die Beschwerden eher **PSYCHOSOMATISCH** zu deuten sind.

☞ Nehmen Sie aber prinzipiell die Symptome, die in der Anamnese vorgebracht werden, ernst! Rechnen Sie zunächst immer mit dem Schlimmsten und arbeiten Sie sich langsam in Richtung harmloserer Erkrankungen vor.
Die Diagnose psychosomatische Beschwerden steht am Ende der Diagnosekette und ist erst dann erlaubt, wenn Sie alle in Frage kommenden schulmedizinischen Diagnosen ausgeschlossen haben.

3) Eine **UNTERSUCHUNG** wird prinzipiell **IMMER** durchgeführt, auch wenn Sie glauben, sich Ihrer Diagnose ganz sicher zu sein.
☞ Einzige Ausnahme: wenn der Patient Sie bittet, ihn auf eine Geschlechtskrankheit hin zu untersuchen.

Die Untersuchung

Die Untersuchung umfaßt

- einen **ALLGEMEINEN** Teil, der bei jedem Patienten absolviert wird (*auch wenn er nur wegen Haarausfall kommt*) und kann eventuell durch
- ○ einen **SPEZIELLEN** Teil ergänzt werden.

DER ALLGEMEINE TEIL UMFASST:

- im **KOPFBEREICH**:
  - den **KALOTTENKLOPFSCHMERZ**,
  - die **PUPILLENREAKTIONEN** (*indirekt, direkt und Konvergenzreaktion*),
  - die **AUGENMOTILITÄT**,
  - die **DRUCKSCHMERZHAFTIGKEIT** der **TRIGEMINUS-AUSTRITTSPUNKTE**,
  - eine Inspektion der **SCHLEIMHÄUTE** (*Färbung*), sowie
  - eine Prüfung der **NACKENSTEIFIGKEIT**.

- Im **HALSBEREICH TASTET** man
  - ◆ die Lympknoten und
  - ◆ die Schilddrüse ab,

- im **THORAXBEREICH PERKUTIERT** und **AUSKULTIERT** man
  - ▲ **HERZ** und
  - ▲ **LUNGE**.

- Im **BAUCHBEREICH**
  - **TASTET** man die **BAUCHDECKEN** ab,
  - **AUSKULTIERT** die **DARMGERÄUSCHE** und
  - bestimmt die
    - **GRÖSSE** der **LEBER** und die
    - **QUALITÄT** des **LEBERRANDES** (*scharf, rund*).
  - Hier sind als **FREMDREFLEXE** die **BAUCHHAUTREFLEXE** auslösbar.

- Im **DORSALEN** Bereich prüft man die
  - ❖ **KLOPFSCHMERZHAFTIGKEIT** der **FLANKEN** (Niere?) und die
  - ❖ **KLOPFSCHMERZHAFTIGKEIT** der **DORNFORTSÄTZE** und der **WIRBEL** (*Wirbeleinbruch*?).

- Im Bereich der **EXTREMITÄTEN** löst man
  - ✦ die **MUSKELEIGENREFLEXE** aus und
  - ✦ schließt **PATHOLOGISCHE REFLEXE** aus (*Babinsky*).

BEI DEN SPEZIELLEN UNTERSUCHUNGEN KANN MAN

- bei Fragen des **HERZ/KREISLAUFSYSTEMS GEFÄSSGERÄUSCHE**
  - **ÜBER DEN KAROTIDEN**,
  - der **BAUCHAORTA** und
  - der **A. FEMORALIS** suchen.

- Bei Fragen der **NIERE** und des **HARNABLEITENDEN SYSTEMS**
  - macht man eine **URINKONTROLLE** mit **TESTSTÄBCHEN.**

- Wenn man nicht sicher ausschließen kann, daß es sich um eine Erkrankung mit Beteiligung des **IMMUNSYSTEMS** handelt,
  - ☆ fertig man eine **BLUTKÖRPERCHENSENKUNGS-REAKTION (*BKS*)** an. Eine beschleunigte BKS weist auf eine Stimulation des Abwehrsystems hin:
  - ➟ **INFEKTION,**
  - ➟ **KARZINOM** oder
  - ➟ **AUTOAGGRESSIONSKRANKHEIT**

- Im **ORTHOPÄDISCHEN** Bereich gibt es eine Vielzahl von **FUNKTIONS-PRÜFUNGEN**, wie z. B.
  - das **SCHOBER'SCHE ZEICHEN** an der **WIRBELSÄULE** oder
  - Prüfungen des **BEWEGUNGSUMFANGS VON GELENKEN.**

Für weitere und ausführlichere Informationen möchte ich auf die Lehrbücher der klinischen Untersuchung verweisen.

☞ Für Streber: manche Untersuchungsbefunde fallen bei Kindern anders aus als bei Erwachsenen (*Nackensteife z. B.*). Wenn Sie also vor Ihrer Prüfung noch Lust, Zeit und freie Kapazität haben sollten, lesen Sie sich die Untersuchungsbefunde bei Kindern durch.

Kreuzschmerzen

1.1. Ein 34jähriger Mann kommt wegen Allgemeinbeschwerden zu Ihnen in die Praxis. Er möchte von Ihnen durchuntersucht werden, da ihm nichts besonderes fehlt, wie er sich ausdrückt, er sich aber im letzten halben Jahr nicht mehr so leistungsfähig gefühlt hat.

Ihr Patient ist leptosom (lang und dünn) und wirkt nicht direkt krank. Anamnestisch hat er in den letzten 3 Monaten 3 kg abgenommen. Er schläft schlecht, wacht nachts, besonders in den frühen Morgenstunden öfters mit Kreuzschmerzen auf und hat auch schon ins Auge gefaßt, sich eine neue Matratze fürs Bett anzuschaffen. Diese Kreuzschmerzen verschwinden aber im Laufe des Tages wieder. Die Kreuzschmerzen führt der Patient auf seine sitzende Tätigkeit zurück, zumal er, wie er sagt, kaum Zeit für einen sportlichen Ausgleich hat.
Was ihm noch in er letzten Zeit aufgefallen sei, ist, daß er nicht mehr so lange Strecken zu Fuß zurücklegen könne, da er Schmerzen in der Ferse und in der Fußsohle verspüre. Die Schmerzen sind nur bei Belastung vorhanden und bilden sich in Ruhe innerhalb von Stunden wieder zurück.
Vor 4 Monaten hatte er eine Augenentzündung, die mit Schmerzen, Lichtscheu und starker Rötung einherging und die vom Augenarzt mit Augentropfen behandelt wurden.

In der Eigenanamnese sind sonst keine weiteren Erkrankungen zu erfragen, lediglich eine unkomplizierte Blasenentzündung vor 6 Jahren.
Der Patient raucht seit 16 Jahren 6 Zigaretten pro Tag, trinkt aber keinen Alkohol. Er nimmt wenig Fleisch oder Fleischprodukte zu sich.

1. Aufgabe:

Welches Organsystem ist betroffen:

A) es handelt sich um keine echte Erkrankung; die Befunde sind alle funktionell zu erklären
B) Stütz- und Halteapparat
C) Urogenitaltrakt
D) Die Erkrankung hängt sicher mit dem Nikotinabusus zusammen.

Antwort:

✘ Lösung B.

Gehen Sie an Aufgaben der Differentialdiagnose ran wie Sherlock Holmes: verlassen Sie sich weniger auf Ihre Intuition, sondern sortieren Sie erst einmal die **FAKTEN**. Erst wenn Sie wissen, wo Sie suchen sollen, können Sie gezielt nachfragen, bzw. Befunde erheben. Eine Schrotschußdiagnostik (*ungezielt Alles untersuchen*) bringt selten ein sinnvolles Ergebnis.

A) **FUNKTIONELLE KREUZSCHMERZEN** gibt's natürlich. Was mich hierbei nur stutzig machen würde, wäre der eigenartige Zufall, daß in der gleichen Zeit funktionelle Fußschmerzen und die Augengeschichte aufgetreten ist.
Funktionelle Kreuzschmerzen bekommt man, wenn man den ganzen Tag an einem unbequemen Arbeitsplatz eine ungewohnte **ARBEIT** macht. Man müßte den Patienten also fragen, ob er den Arbeitsplatz (*den Stuhl, den Tisch*) oder die Arbeit an sich verändert hat. Gleichzeitig müßte er seine **LAUFGEWOHNHEITEN** und sein Schuhwerk verändert haben.
Funktionelle Fußbeschwerden findet man z. B. bei Sportlern, die vom Sommer- aufs Wintertraining umsteigen.
Die Augengeschichte kann natürlich Zufall sein, aber der geniale Diagnostiker stellt pro Patient nur **EINE**, alles umfassende Diagnose.
Bemühen Sie sich zumindest primär darum, nur eine Diagnose pro Patient zu stellen.

C) **NIERENENTZÜNDUNGEN** können sich durchaus als Kreuzschmerzen bemerkbar machen. Man müßte hierbei die **KLOPFSCHMERZHAFTIGKEIT DER FLANKEN** testen und würde einen einseitigen hellen Klopfschmerz über der betroffenen Niere erwarten.

☞ Da die letzte Zystitis aber 6 Jahre her ist und unkompliziert verlaufen ist, ist eine Erkrankung des Stütz- und Halteapparats wahrscheinlicher.

B) Die Ferse und die Wirbelsäule gehören beide zum **STÜTZ- UND HALTEAPPARAT**, so daß die Suche nach weiteren Befunden wohl auf diesem Gebiet am erfolgversprechendsten ist.
Die Augensymptome -naja, mal sehen. Es ist ja noch nicht aller Tage abend und bisher hat noch niemand von Ihnen die Diagnose verlangt.

D) Sicher, es gibt gesündere Freizeitbeschäftigungen als Rauchen. Nikotinabusus schädigt jedoch primär das Flimmerepithel, so daß Symptome seitens des **RESPIRATIONSTRAKTES** hinzukommen müßten.

Während Sie diese Überlegungen anstellen, machen Sie, mangels besserer Ideen, eine kurze, internistische Untersuchung: Herztöne o.B. (*ohne Befund, d. h. in Ordnung*), Lunge auch, Senkung 15/30.
Bei der speziellen Untersuchung der Wirbelsäule stellen Sie fest, daß der Patient beim Nach-vorne-beugen die Lendenlordose nicht aufhebt (*Schober'sches Zeichen positiv*) und daß der untere Teil der Wirbelsäule einschließlich des Sakroiliacalgelenks klopfschmerzhaft ist.
Am Fuß finden Sie einen umschriebenen Druckschmerz beidseits an Knochenansatz der Achillessehne (*an der Ferse*).

2. Aufgabe:

Welche Aussage ist richtig?

Es handelt sich um ...

A) die klassischen Symptome eines Bandscheibenvorfalls (*Ischias*).
B) eine typische Überbelastung infolge chronischer Fehlhaltung.
C) eine Entzündungsreaktion.
D) Osteoporose.

Antwort:

✘ Lösung C.

A) Symptome eines **BANDSCHEIBENVORFALLS** mit Nervenreizung (*z. B. **ISCHIAS***) sind Kreuzschmerzen, die aber, im Gegensatz zu diesem Fall **STÄNDIG** anhalten. Wer schon einmal so etwas ähnliches gehabt hat wie Ischias, der weiß außerdem, daß dabei kein Patient von „Unwohlsein" redet, sondern das sind massive Schmerzen, die auch den größten Querulanten brav im Bett halten.

☞ Ischias zieht außerdem nicht hinten in die Ferse, sondern dorsal (*oben*) zwischen die erste und zweite Zehe.

B) Eine **ÜBERBELASTUNGSREAKTION** würde sich ev. in **LUMBAGO** bemerkbar machen

➡ hierbei handelt es sich im Prinzip um einen lokalen **KRAMPF** der autochtonen Rückenmuskulatur, der sich durch Wärme und Massagen lockern läßt.

Lumbago und einen Bandscheibenvorfall kann man sich zwar zuziehen, wenn man morgens ungeschickt aus dem Bett steigt (*oder auch aus der warmen Badewanne*), die Symptome, daß die Kreuzschmerzen morgens häufig vorhanden sind und im Laufe des Tages regelmäßig besser werden, deutet auf etwas anderes hin.

☞ Das **SCHOBER'SCHE ZEICHEN** (*Steilhaltung der Lendenwirbelsäule beim Nach-vorne-bücken*) ist allerdings bei Lumbago und bei Ischias auch positiv.

D) **OSTEOPOROSE** beschreibt einen Zustand, bei dem die Knochensubstanz vermindert ist. Osteoporose macht sich eigentlich gar nicht durch Schmerzen o. ä. bemerkbar, sondern durch **KOMPLIKATIONEN**:

- ▼ pathologische **FRAKTUREN** (*Schenkelhalsbrüche*) oder
- ▼ **WIRBELEINBRÜCHE.**

Osteoporose ist eigentlich eine **RÖNTGENOLOGISCH** zu stellende Diagnose.

C) Ja, es handelt sich um eine **ENTZÜNDUNGSREAKTION**.
Erster Hinweis ist die **BESCHLEUNIGTE BLUTSENKUNG** (*eine erhöhte Senkung besagt allgemein, daß das Abwehrsystem angeregt ist*).
Die Blutsenkungserhöhung ist eines von den Dingen, auf die Sie sich verlassen können:

beschleunigte Senkung ➡ **ABWEHRSTIMULATION**.

Nachdem der Patient Kreuzschmerzen und Fersenschmerzen hat, spielt sich offensichtlich die Entzündung die diesen Gebieten ab.

Zur Verifizierung die nächste Frage: ➡

3. Aufgabe:

Welche Strukturen sind wahrscheinlich bei dieser Entzündung der Wirbelsäule betroffen:

A) die Wirbelkörper
B) das Rückenmark
C) die umgebende Muskulatur
D) X die kleinen Wirbelgelenke

Antwort:

✘ Lösung D.

A) Eine Entzündung der **WIRBELKÖRPER** geht meistens mit einem **WIRBELEINBRUCH** einher. Manchmal hat der Patient wesentlich undramatischere Symptome als man meint: Beim Wirbeleinbruch verzahnen sich die beiden Bruchstücke ineinander, so daß nur sehr selten neurologische Symptome oder eine Querschnittslähmung daraus resultieren.
Die autochtone Rückenmuskulatur muß in einem solchen Fall für die Stabilität der Wirbelsäule sorgen, d. h. der Patient klagt über **KREUZSCHMERZEN** bei deutlich tastbarer Anspannung der Muskulatur.

☞ Möglicherweise ist der Patient allerdings nach dem Ereignis einige mm oder cm kleiner.

Entzündungen der Wirbelkörper mit dem Leitsymptom des Wirbeleinbruchs gibt es hauptsächlich

- bei **TUBERKULOSE** und
- bei karzinomatöser Infiltration der Wirbelkörper

➠ bei **KNOCHENMETASTASEN** also.

Eine Untersuchung zur Verifizierung einer knöchernen Wirbelsäulenaffektion ist, mit dem Reflexhammer die Dornfortsätze leicht **ABZUKLOPFEN**. Bei einer Entzündung im Knochen spürt der Patient an einer umschriebenen Stelle einen **HELLEN, STECHENDEN SCHMERZ.**

B) Bei einer **ENTZÜNDUNG IM RÜCKENMARKSKANAL** könnten

1. die Rückenmarkshäute oder
2. das Rückenmark selbst entzündet sein.

1. Die Entzündung oder Reizung von **RÜCKENMARKSHÄUTEN** testet man durch

- das Lasègue-Zeichen,
- das Kernig-Zeichen oder
- das Brudzinksi-Zeichen.

- **LASÈGUE:** man hebt beim liegenden Patienten das gestreckte Bein passiv hoch. Bei einer Reizung gibt der Patient einen Schmerz an und hebt reflektorisch das Gesäß von der Unterlage ab.
- **KERNIG:** mit gebeugtem Hüftgelenk (*sitzend z. B.*) ist es dem Patienten (*wegen stärkster Schmerzen*) unmöglich, das Knie zu strecken.
- **BRUDZINSKI:** wenn man passiv den Kopf beim liegenden Patienten beugt, zieht er reflektorisch die Kniee an (*und beschwert sich*).

Gegen eine solche Entzündung spricht die anamnestische Angabe, daß die Schmerzen morgens vorhanden sind und in Laufe des Tages wieder verschwinden.

☞ Eine Reizung der Hirnhäute **DAUERT LÄNGER.**

2. Bei einer Entzündung, die das **RÜCKENMARK** selbst betrifft, treten immer neurologische Ausfallserscheinungen auf:

- **LÄHMUNGEN,**
- **SENSIBILITÄTSSTÖRUNGEN** oder
- massive **VEGETATIVE DYSREGULATIONEN**; im unteren Rückenmarksbereich z. B. auch **INKONTINENZEN**.

☞ Solche Störungen sind in der Regel nicht zu übersehen.

C) **MUSKELENTZÜNDUNGEN** sind in der Praxis eher selten. Es gibt **ANGEBORENEN** Krankheitsbilder mit Muskelentzündungszeichen, es gibt Entzündungen nach Muskelrissen (***SPORTLER***) oder Muskelentzündungen bei **INFEKTIONEN** wie Gasbrand u. ä..

☞ In den meisten Fällen ist ein schmerzhafter Muskel eher **ÜBERANSTRENGT** und/oder hat einen **KRAMPF**.

D) Damit die Wirbelsäule beweglich ist, sind die Wirbel untereinander mit kleinen Wirbelgelenken verbunden (*siehe Anatomieatlas*).
Es scheint sich in diesem Fall also um einen **ARTHRITIS DER KLEINEN WIRBELGELENKE** zu handeln

➡ eine **SPONDYLOARTHRITIS.**

Arthritiden sind gekennzeichnet durch einen Erguß im Gelenkraum. Der Erguß wird hervorgerufen durch eine Reizung der Gelenkkapsel. Wenn die Schädigung fortdauert, wird ununterbrochen Gelenkflüssigkeit gebildet, die beim ruhenden Gelenk nicht so schnell wieder resorbiert wird. Deshalb kommt es bei einer Arthritis **IN RUHE ZU EINER SCHMERZENTWICKLUNG**; denn die Gelenkkapsel ist sensibel auf Dehnungsreize.

Die Wirbelsäule ist nachts in der Regel in Ruhe

➡ deshalb ist die Dehnung der Gelenkkapsel der kleinen Wirbelgelenke kurz vor dem Aufstehen in den frühen Morgenstunden an größten.

☞ **LEITSYMPTOM: FRÜHMORGENDLICHE KREUZSCHMERZEN.**

Schmerzreize sorgen für einen Krampf der Muskulatur (*kennen Sie jemanden, der bei Schmerzen locker und entspannt ist?*), daher erklärt sich das **SCHOBER'SCHE ZEICHEN** bei diesem Patienten.

Diese oder eine ähnliche Entzündung könnte auch die Ursache sein für den Druckschmerz an der Ferse: es gibt eine Reihe von Entzündungen aus dem **RHEUMATISCHEN FORMENKREIS**, die Gelenkkapseln **UND** Sehnen gleichzeitig betreffen.

Jetzt müssen Sie nur noch in Ihrem Gehirnkästchen kramen und nach dem Namen einer rheumatischen Erkrankung suchen, die gekennzeichnet ist durch eine Entzündung der kleinen Wirbelgelenke im Sakroiliakalbereich und die bevorzugt bei Männern auftritt.

4. Aufgabe:

Um welche Erkrankung handelt es sich, was tun Sie?

M. Bechterew

wenn: sichere Diagnose => Atemübung und Gymnastik

Zur Sicherung der Diagnose => Orthopäde

Antwort:

✗ M. Bechterew;
✗ bei ungesicherter Diagnose zum Orthopäden zur Abklärung schicken,
✗ bei gesicherter Diagnose Atemgymnastik.

Der **M. BECHTEREW** ist eine **CHRONISCH VERSTEIFENDE WIRBELSÄULEN-ERKRANKUNG** mit entzündlichen und produktiven (*knochenaufbauenden*) Anteilen.

Die Erkrankung kann

- die großen **GELENKE**,
- **SEHNENANSÄTZE**,
- das **AUGE** oder
- selbst die **AORTENKLAPPE** mit befallen.

Charakteristisch sind jedoch **KREUZSCHMERZEN** mit Bewegungseinschränkungen, besonders im Bereich des **SACROILIAKALGELENKS**.
Die kleinen Gelenke sind erst entzündet und verknöchern dann im weiteren Verlauf der Erkrankung. Wenn keine Therapie erfolgt, verknöchert die gesamte Wirbelsäule und der Patient nimmt immer mehr die typische Haltung mit verstärkter Brustkyphose, unbeweglicher Lendenwirbelsäule und kompensatorischer Halswirbellordose sowie Hüft- und Kniegelenksbeugung.

☞ Differentialdiagnostisch wichtig ist, daß eine **ENTZÜNDUNG DER GELENKE**, wie oben ausgeführt,

- besonders **IN RUHE** schmerzt,

im Gegensatz zu einer **ARTHROSE**,

- die bei **BEWEGUNG** schmerzt.

Wenn man den Verdacht hegt, daß es sich um einem M. Bechterew handelt, kann man jetzt auch die Augensymptome erklären: es handelte sich offensichtlich um eine **IRIDOZYKLITIS**
➡ eine Entzündung der Iris.

Weitere Begleitsymptome bei M. Bechterew sind:

- Schmerzen am **SITZBEIN** beim Sitzen auf harten Stühlen,
- die **FERSENSCHMERZEN** als eine Beteiligung des Achillessehnenansatzes oder
- ev. in der Anamnese gehäuft Arthritiden großer Gelenke.

Die Ätiologie (*Herkunft*) der Erkrankung ist nicht genau bekannt, man weiß jedoch, daß Patienten, die das Gewebsantigen HLA-B27 tragen, häufiger betroffen sind.

✚ Therapeutisch wesentlich ist es, der **VERSTEIFUNG** entgegenzuwirken, d. h. beispielsweise **GYMNASTIK** (*Medikamente helfen hier nicht viel*).
Der Patient muß regelmäßige **KRANKENGYMNASTISCHE ÜBUNGEN** machen, sowie, ganz wichtig, **ATEMÜBUNGEN**. Wenn die Versteifung auf die Brustwirbelsäule übergegriffen hat, sind die Atemexkursionen der Lunge eingeschränkt und damit das Infektionsriskio für die Lunge vervielfacht. Außer daß Sie Ihren Patienten anhalten, täglich seine Gymnastik zu machen, sollten Sie auch auf die Kleinigkeiten des Alltags achten: z. B. soll er sein **KOPFKISSEN** wegwerfen. Alles, was der Krümmung der Wirbelsäule entgegen kommt, ist bei diesem Patienten kontraindiziert.

1.2. Ein 28jähriger junger Mann kommt zu Ihnen wegen seit 2 Tagen anhaltender starker Kreuzschmerzen.
Die Kreuzschmerzen sind hauptsächlich im Lendenwirbelbereich, strahlen aber auch seit gestern in beide Beine und in den Kopf aus. Der Patient sagt, daß er sich richtig schlapp fühle.

Anamnestisch erfahren Sie, daß der Patient letzte Woche eine Grippe hatte, ansonsten aber selten ernsthaft krank gewesen sei, auch noch nie Kreuzbeschwerden gehabt habe.
Er ernährt sich vegetarisch, raucht nicht, trinkt nicht, macht regelmäßig (*mindestens jeden 2. Tag*) einen Waldlauf, und lehnt die Schulmedizin rundherum ab.
Der Patient ist schlank, bleich und wirkt krank.

1. Aufgabe:

Welcher Art ist die Erkrankung ?

A) X es handelt sich um etwas Ernstes... weil kurze Anamnese!
B) es handelt sich eher um eine funktionelle Dysregulation...
C) es handelt sich vermutlich um eine Stoffwechselentgleisung bei chronischer Fehlernährung...
D) es handelt sich eindeutig um einen Bandscheibenvorfall; Sie schicken den Patienten zum Operieren...

Antwort:

✘ Lösung A.

B) Eine **FUNKTIONELLE DYSREGULATION** hat nie eine derartig kurze Anamnese. Aus psychosomatische Beschwerden fallen nicht vom Himmel, sondern sind eine Krankheitskarriere. Patienten mit psychosomatischen Beschwerden haben meist **VIELE SYMPTOME** und insgesamt damit eine **LANGE ANAMNESE**.

C) Auch eine **STOFFWECHSELENTGLEISUNG** würde sich primär chronisch bemerkbar machen. Außerdem gibt's keine Stoffwechselentgleisungen, die primär durch Kreuzschmerzen gekennzeichnet sind.

D) Seien Sie bitte vorsichtig; nicht zu voreilig bei den Diagnosen. Sammeln Sie erst genügend Fakten, bevor Sie sich eine Meinung bilden. Differentialdiagnose ist eine Wissenschaft oder zumindest Übungssache, keine Glückssache.

☞ Beim **BANDSCHEIBENVORFALL** fühlt sich der Patient weniger schlapp als vielmehr durch seine **SCHMERZEN** stark in der Bewegung eingeschränkt.

Beim Bandscheibenvorfall testet man

- das Schober'sche Zeichen,
- den Lasègue,
- die Reflexe am Bein und
- die Sensibiltät.

☞ Bei Nerven-, bzw. Rückenmarkshautzeichen (*Lasègue*) gehört der Patient in die **KLINIK**.

A) Eine **KURZE** Anamnese, Krankheiten, die bis dato dem Patienten **UNBEKANNT** waren, sowie ein begleitendes subjektives Krankheitsgefühl sollten stets Anlaß für Sie sein, die Beschwerden des Patienten besonders **ERNST** zu nehmen.

☞ In einem solchen Fall wird man zusätzlich zur symptombezogenen Untersuchung immer eine **AUSFÜHRLICHE INTERNISTISCHE** allgemeinmedizinische **DIAGNOSTIK** durchführen.

Bei der internistischen Untersuchung erhalten Sie folgende Befunde:

RR 135/75, Puls 95; BKS 42/75; Herztöne nicht sicher beurteilbar (*schneller Puls*); Atmung schnell, keine Nebengeräusche; alle Trigeminusdruckpunkte mäßig schmerzhaft; Pupillenreaktionen normal; Bauchdecken weich. Die Reflexe sind seitengleich auslösbar.

Bei der symptombezogenen Untersuchung erhalten Sie folgende Befunde:
Schober'sches Zeichen positiv.
Lasègue hoch positiv, Wirbelsäule in der gesamten Länge mäßig klopfschmerzhaft, bei der passiven Beugung des Kopfes nach vorne merken Sie eine Anspannung der dorsalen Halsmuskulatur.

2. Aufgabe:

Es handelt sich um...

A) ein Geschehen an den Wirbelgelenken (*hochgradige Arthrose*)
B) eine Entzündung sämtlicher Wirbelkörper
C) eine Entzündung der Rückenmarkshäute
D) Lumbago mit Verdacht auf Herzinfarkt
E) eine Nervenentzündung (*Ischiassymptomatik*).

Antwort:

✘ Lösung C.

A) Bei einer hochgradigen **ARTHROSE** würde man eine **BEWEGUNGSEINSCHRÄNKUNG** und ein positives **SCHOBER'SCHES ZEICHEN** finden.

☞ Ein schmerzhaftes Anheben des gestreckten Beines am liegenden Patienten (***LASÈGUE***) deutet immer auf eine **BETEILIGUNG DER RÜCKENMARKSHÄUTE** hin.

B) Eine **ENTZÜNDUNG SÄMTLICHER WIRBELKÖRPER** gibt es nicht.

Es gibt höchstens ein entzündliches Geschehen in einzelnen Wirbelkörper

- bei der **TUBERKULOSE**,
- bei **KREBSMETASTASEN**.

Entzündlich infiltrierte Wirbelkörper werden weich und können zusammenbrechen.

☞ Diagnostischer Hinweis wäre die starke **KLOPFSCHMERZHAFTIGKEIT** des betreffenden (*einzelnen*) **DORNFORTSATZES**.

Eine mäßige Klopfschmerzhaftigkeit der ganzen Wirbelsäule kann durch einen erhöhten Tonus der autochtonen Rückenmuskulatur hervorgerufen werden.

C) *Volltreffer!* Die **BESCHLEUNIGTE SENKUNG**, sowie die **PULSBESCHLEUNIGUNG** weist auf eine Entzündung oder zumindest eine Anregung der körpereigenen Abwehr hin; der **LASÈGUE** leitet die Aufmerksamkeit auf die **RÜCKENMARKSHÄUTE**.

Wenn die internistischen Befunde normal wären, und der Patient nur den positiven Lasègue und das Schober'sche Zeichen aufgewiesen hätte, wäre die Diagnose Nervenwurzelreizung angebracht gewesen.

Erinnern Sie sich an Ihre Neuroanatomievorlesung: die Rückenmarkshäute begleiten die austretenden Spinalnerven noch einige Millimeter peripherwärts. Deshalb ist sowohl bei einer Nervenwurzelreizung als auch bei einer Reizung der Rückenmarkshäute der Lasègue positiv.

Zusätzlich zeigt der Patient aber Zeichen der **NACKENSTEIFIGKEIT**, was die Verdachtsdiagnose meningeale Reizung weiter untermauert. Abzuklären wäre die Druckempfindlichkeit der Trigeminusaustrittspunkte.

☞ Es könnte sich bei diesem Befund bereits um ein Zeichen der **HIRNHAUTENTZÜNDUNG** handeln.

D) Wenn bei der Untersuchung ein **INTERNISTISCHER NORMALBEFUND** herausgekommen wäre, und das einzige wäre das positive Schober'sche Zeichen, dann wäre die Diagnose **LUMBAGO** sicherlich nicht verkehrt.
Lumbago ist ein Bandscheibengeschehen mit Kreuzschmerzen, aber ohne Nervenwurzelbeteiligung, quasi ein Krampf der Rückenmuskulatur.
Die Grippe in der letzten Woche könnte natürlich ein stummer Herzinfarkt sein, ein Herzinfarkt hat auch im weiteren Verlauf eine beschleunigte Senkung mit Fieber,
☞ aber er strahlt nicht in die Beine aus.

L5/S1

E) **ISCHIAS** ist eine Nervenwurzelreizung L 5/S1. Der klassische Ischias ist **EINSEITIG**.
☞ Untersuchungsbefunde bei Ischias wären:

- das **POSITIVE SCHOBER'SCHE ZEICHEN,**
- der **POSITIVE LASÈGUE** und
- **REFLEX- UND SENSIBILITÄTSAUSFÄLLE**.

Eine Schwäche in beiden Beinen würde dann schon eher auf einen medialen Bandscheibenprolaps mit beginnendem **QUERSCHNITTSSYNDROM** hindeuten.

☞ Nicht erklären könnte man bei dieser Diagnose die internistischen Befunde.

3. Aufgabe:

Welche Aussage ist richtig?

A) Der Patient muß schleunigst zum Hausarzt und sich eine Tetanusspritze geben lassen.
B) Der Patient muß schleunigst ins Krankenhaus.
C) Der Patient braucht 3 Wochen strikte Bettruhe im Stufenbett.
D) Der Patient muß in der nächsten Zeit zum Internisten um sich ein großes Blutbild anfertigen zu lassen.

Antwort:

✘ Lösung B.

B) **Egal, was Sie für eine Verdachtsdiagnose haben, bei KREUZSCHMERZEN, DIE IN BEIDE BEINE AUSSTRAHLEN, bzw. die mit einer NEUROLOGISCHEN AUSFALLSSYMPTOMATIK einhergehen, sollten Sie den Patienten IMMER INS KRANKENHAUS schicken.**

☞ **Nerven regenerieren sich sehr langsam und nicht immer vollständig!**

A) Bei **TETANUS** hat der Patient **SCHMERZEN IN EINER ABHEILENDEN WUNDE** und bemerkt eine gewisse **MUSKELSTEIFIGKEIT.**
Später kommen **INSPIRATORISCHE KRÄMPFE** dazu; zu dieser Zeit entwickelt sich zwar auch der **OPISTHOTONUS**, aber kein Patient der Welt würde dieses Stadium des Tetanus mit Kreuzschmerzen apostrophieren. In diesem Stadium ist der Patient schwerst krank.

C) Bettruhe im **STUFENBETT** ist sinnvoll bei **BANDSCHEIBENAFFEKTIONEN**. Daß hinter der Symptomatik Ihres Patienten mehr steckt, wissen Sie schon.

D) Ein **GROSSES BLUTBILD** läßt man anfertigen, wenn der Patient eine **CHRONISCH** erhöhte Senkung hat, und man die Ursache abklären will.
Das große Blutbild gibt Auskunft darüber, wieviel Lymphozyten, Monozyten, Eosinophile etc. im Blut sind.

☞ Dieses Vorgehen ist **SINNVOLL BEI CHRONISCHEN ERKRANKUNGEN**; hier handelt es sich um eine akute Erkrankung. Möglicherweise käme das Ergebnis des Blutbilds zu spät.

4. Aufgabe (Fleißaufgabe):

Welche Verdachtsdiagnose stellen Sie?

FSME

M. Lyme!

Antwort:

✗ Frühsommermeningoencephalitis oder M. Lyme.

1.) Eine Erkrankung, die mit deutlichen **MENINGITISCHEN SYMPTOMEN** einhergeht, und die in der Anamnese eine **GRIPPE** hatte, ist verdächtig auf eine **VIRALE INFEKTION**.
Die Frühsommermeningoencephalitis wird durch Zecken übertragen; Zecken leben bekanntlich im Wald und in Büschen.

☞ Kennzeichen ist hier das **ZWEIPHASISCHE FIEBER**, wobei die 2. Phase mit **MENINGITISCHEN** Symptomen (*Nackensteife, Lasègue*) und, etwas später **ENCEPHALITISCHEN** Symptomen (*neurologische Ausfälle*) einhergeht. Dieser Patient gehört schleunigst in die **KLINIK**, da man nicht weiß, welche Symptome sich noch entwickeln werden.

2.) Eine andere Differentialdiagnose wäre der M. Lyme, hervorgerufen durch Borrelia burgdorferi, einem gramnegativen Bakterium.

- Der Patient hat auch in der ersten Phase Allgemeinzeichen (***GRIPPE***),
- dann **MENINGITISCHE ZEICHEN**, aber besonders mit Beteiligung von Hirnnerven und
- in der 3. Phase rezidivierende **GELENKSSCHWELLUNGEN**.

Auch dieser Patient (*wie alle mit meningo-encephalitischen Symptomen*) gehört in die **KLINIK**.

chron.

1.3. Ein 56jähriger Mann kommt mit Kreuzschmerzen. Die Schmerzen bestünden eigentlich schon seit 3 Jahren, seien aber im letzten Jahr fortlaufend schlechter geworden. An sich hätte er schon viel früher kommen wollen, aber aufgrund seiner Arbeitsauslastung (*er ist selbständig*) hat er sich erst diesem Monat freimachen können.

In der Anamnese hat er die Tendenz, alle Krankheiten und Symptome herunterzuspielen. Was Sie trotzdem herausbekommen ist, daß er wohl schon seit fast 10 Jahren an chronischer Bronchitis leidet, vermutlich aufgrund seines Zigarettenkonsums von 30 bis 40 pro Tag.
Ab und zu wäre auch schon Blut beim Auswurf gewesen. Ihr Patient sieht das aber nicht als Alarmzeichen. Alkohol trinkt er, wie er sagt, fast gar nicht. Als er das letzte Mal beim Arzt war, vor 5 Jahren (*wegen Schlafstörungen*), habe der Arzt einen hohen Blutdruck festgestellt. Er habe sich aber nicht behandeln lassen, und seine Schlafstörungen seinen auch von alleine vergangen.

!!! Nikotin-Abusus RR ↑

Gegen Ende der Anamneseerhebung teilt er Ihnen noch mit, daß er eventuell Schwierigkeiten mit der Prostata habe, da ab und zu Blut im Urin aufgetaucht wäre. Schmerzen beim Wasserlassen habe er aber noch nie gehabt.

1. Aufgabe:

Wie gehen Sie weiter vor:

A) Sie verbieten ihm das Rauchen, tierische Fette und Alkohol, nehmen eine neuraltherapeutische Intervention bzgl. der Kreuzschmerzen vor und verordnen Kürbiskerne wegen der Prostata. gesch. organ!

B) X Sie machen eine allgemeine internistische Untersuchung.

C) Sie schicken den Patienten als erstes zum Lungenfacharzt und zum Urologen.

Antwort:

✗ Lösung B.

B) Ich nehme an, Sie haben bisher noch keine Ahnung, was mit dem Patienten los ist.

☞ Also ist das Naheliegendste, daß man **BEFUNDE SAMMELT**.
Da der Patient sich schon so lange nicht mehr aktiv um seine Gesundheit bemüht hat, müssen Sie die Untersuchungen mit besonderer Sorgfalt durchführen!

C) Wenn Sie alle Patienten als erstes wegschicken, werden Sie zwar diagnostisch wenig Fehler machen, auf die Dauer ist das aber ein einsames Leben.

➡ Eine internistische Untersuchung können Sie auf jeden Fall machen.

A) *Reingefallen, und zwar doppelt!*

☞ *Gewöhnen Sie es sich an, **ERST FAKTEN** zu sammeln und sich **DANN** eine Meinung zu bilden.
Es verlangt niemand von Ihnen, daß Sie den Patienten sehen und sofort Bescheid wissen - sowas Ähnliches kommt erst mit der Zeit und viel Übung. Überschlagen Sie sich jetzt noch nicht.*

- Die vorschnelle Meinung war der erste Fehler,
- der zweite war (*und das kann Ihnen beim Amtsarzt Kopf und Kragen kosten*)

☞ daß der HP keine Geschlechtsorgane (*Prostata*) behandelt!!!

große Amplitude

Die internistische Untersuchung ergibt:

RR 165/90, Puls 72. Herztöne rauh, fragliches Systolikum am Erb'schen Punkt. Über der Lunge besonders basal über beiden Unterlappen bronchitisches Atmen. Bauchdecken weich, eine etwas faustgroße Resistenz tief im linken oberen Quadranten tastbar, die nicht schmerzhaft ist; keine meningitischen Zeichen.
Reflexe seitengleich schwach auslösbar. Die Dornfortsätze der Wirbelkörper sind nicht klopfschmerzhaft, aber mäßiger Flankenklopfschmerz links mehr als rechts.
Schober'sches Zeichen negativ.

2. Aufgabe:

Welche/s Organsystem/e sind betroffen? (*Mehrfachantworten möglich*)

X **A)** Lunge
B) Verdauungsorgane
C) Stütz- und Halteapparat (*Wirbelsäule*)
X **D)** Niere

Antwort:

✘ Lösung A und D.

A) Bei der normal funktionierenden **LUNGE** hört man an der Lungenbasis (*unten am Zwerchfell*) sog. **VESICULÄRES ATMEN**.
Vesiculäres Atmen ist eine leises, inspiratorisches Geräusch, das entsteht, wenn sich die Alveolen entfalten. Es klingt wie der Wind, der sanft die Blätter eines Baumes bewegt.
BRONCHITISCHES ATMEN ist viel lauter und auch in der **EXSPIRATION** zu hören.

➡ Bei dem Zigarettenkonsum des Patienten ist der Befund eigentlich nicht verwunderlich.

B) Alle **VERDAUUNGSORGANE** haben eine Beziehung zum Peritoneum.
☞ Falls Veränderungen im Magen-Darm-Trakt stattfinden, macht sich das immer mindestens durch einen **DRUCKSCHMERZ** über dem entsprechenden Organ bemerkbar.
Das Peritoneum ist gut innerviert.

C) Wenn die **WIRBELSÄULE** betroffen wäre, müßte das **SCHOBER'SCHE ZEICHEN** positiv ausfallen. Bei allen Bandscheiben- und Wirbelaffektionen erhält man kompensatorisch einen erhöhten Tonus der autochtonen Rückenmuskulatur; damit ist das weiche, runde Abrollen der Wirbelsäule nach vorne beim Vorbeugen nicht mehr möglich.

D) **FLANKENKLOPFSCHMERZ** weist entweder auf die **NIERE** oder auf **WIRBELSÄULENSCHÄDEN** hin.
An sich und isoliert betrachtet, besagt der Flankenklopfschmerz nur, daß die Muskeln der Flanke (*hintere seitliche Taille*) angespannt sind.

☞ Wenn

- die **AUTOCHTONE RÜCKENMUSKULATUR + DIE FLANKENMUSKULATUR** (*M. quadratus lumborum z. B.*) angespannt ist, weist das mehr auf **WIRBELSÄULE** hin,
- wenn nur die **FLANKENMUSKULATUR** angespannt ist, sollte man mehr in Richtung **NIERE** denken.

Natürlich gibt es Patienten, die Wirbelsäulenschäden und gleichzeitig Nierenzeichen haben.
In so einem Fall ist eine **URINKONTROLLE** angesagt.

✚ Man kann bezüglich des Flankenklopfschmerzes noch eine weitere Unterscheidung treffen:
➡ **JE AKUTER** das Krankheitsbild, je stürmischer die Abwehrreaktionen, desto **SCHMERZHAFTER** ist für den Patienten der kleine Schlag in die Seite.
Bei unserem Patienten handelt es sich dann wohl eher um ein **CHRONISCHES GESCHEHEN**.

BKS ↑↑

In der Zwischenzeit haben Sie eine Schnellsenkung durchgeführt: BKS 21/38. Der Patient hat kein Fieber, schwitzt oder friert in letzter Zeit auch nicht besonders viel.
Eine Urinuntersuchung mit Teststäbchen ergibt: Blut ca. 250 Erys (3. *Feld von* 3), Urobilinogen negativ, Bilirubin negativ, Protein 100 (2. *Feld von* 3), Nitrit, Keton, Glucose negativ, pH-Wert 6.

3. Aufgabe:

Sie veranlassen:

A) eine Notfallklinikaufnahme.
B) einen Besuch beim Urologe am folgenden Tag.
C) der Patient soll inhalieren und 2 Tassen Brennesseltee pro Tag trinken.
D) eine Röntgenaufnahme der Lunge und der Niere
E) eine Nüchternblut- und Nüchternurinuntersuchung am folgenden Tag, da die vorliegenden Werte auch von der Nahrung beeinflußt sein können

Antwort:

✘ Lösung B.

A) Eine **NOTFALLMÄSSIGE KLINIKAUFNAHME** wäre angebracht, wenn es sich um ein **AKUTES** Geschehen handelt, von dem Sie annehmen, daß es sich in der nächsten Zeit rapide verschlechtern könnte:

- ➡ **AKUTES ABDOMEN** (*daraus resultiert eine Schocksymptomatik, bzw. ein Ileus*),
- ➡ ein **HERZINFARKT** oder
- ➡ andere **AKUTE ORGANINSUFFIZIENZEN**,
- ➡ Verdacht auf **SCHLAGANFALL** oder
- ➡ eine **KREISLAUFINSUFFIZIENZ** (*systolischer Blutdruckwert unter dem Pulswert*), o. ä.

B) Bei **CHRONISCHEN ERKRANKUNGEN**, von denen Sie annehmen, daß sie sich progredient verschlechtern können, oder bei denen Sie mit der Diagnose nicht klar kommen, nehmen Sie einen Schulmediziner in Anspruch.

☞ *Nicht zu ehrgeizig sein*!
Letztlich macht es doch noch einen besseren Eindruck beim Patienten, wenn Sie zu genau sind, als wenn Ihnen die Patienten wegsterben wie die Fliegen.
Ich nehme an, Sie wissen noch, daß **EIWEIß** (*Protein*) und **BLUT IM URIN** nichts zu suchen hat. Da der Patient in der Anamnese schon berichtet hat, daß wiederholt Blut im Urin aufgetaucht war, ist es wirklich keine Schande, ihn zum Facharzt zu schicken.

C) **NATURHEILWEISEN** sind dann ideal (*und haben den meisten Erfolg*), wenn es sich um **FUNKTIONSSTÖRUNGEN BEI ERHALTENEN ORGANKAPAZITÄTEN** handelt. *Sie machen Ihre Ausbildung (und die Prüfung) ja deshalb, daß man sicher gehen kann, daß Sie vor Beginn jeder naturheilkundlichen Behandlung die **INDIKATION ÜBERPRÜFEN**.*

☞ Blut oder Eiweiß im Urin oder auch Blut im Sputum ist **KEINE** Indikation zur naturheilkundlichen Therapie.

D) Sie können als Heilpraktiker eine **RÖNTGENAUFNAHME** anfordern. Es ist allerdings nur dann sinnvoll, wenn Sie sie auch lesen können. Dazu müssen Sie halt spezielle Kurse besuchen.
Die Röntgenaufnahme ist sinnvoll, wenn Sie einen bestimmten Krankheitsverdacht haben und ihn bestätigen bzw. widerlegen lassen möchten (*bei der Lunge z. B. Tbc, Pilzinfektionen, etc.*).

☞ Man muß dazu noch anmerken, daß die meisten Diagnosen, die durch Röntgenaufnahmen bestätigt werden können, sowieso nicht in Ihr Arbeitsgebiet fallen. Also bei Röntgenaufnahmen eher knickerig sein!

E) Selbstverständlich werden Blut- und Urinwerte durch die **NAHRUNG** beeinflußt. Die Referenz- und Standardwerte beziehen sich alle auf den nüchternen Patienten.

☞ Es gibt aber kein Nahrungsmittel, das **EIWEISS** und **BLUT** in den Urin zaubert!!

4. Aufgabe:

Welche Verdachtsdiagnose stellen Sie?

Nierenkarzinom

Antwort:

✗ Nierenkarzinom.

Das **NIERENKARZINOM** des Erwachsenen, auch **HYPERNEPHROM** genannt, entsteht hauptsächlich bei älteren Männern.

Wie bei allen Karzinomen, sind auch hier die Ursachen nicht vollständig geklärt; Rauchen spielt aber auch eine Rolle (*vor allem so viel!*).
Das Nierenkarzinom macht sich erst relativ spät bemerkbar, manchmal auch erst durch seine **METASTASEN**.

☞ **Leitsymptom** (*und das sollten Sie wissen*) ist die schmerzlose intermittierende Makrohämaturie.

Histologisch entstehen durch das rasche Wachstum der Blutgefäße des Tumors Blutseen in der Geschwulst selber. Durch das Ausbreiten des Tumors bis zum Nierenhohlsystem (*Nierenbecken*) können diese Blutseen sich entleeren
➡ der Patient bemerkt einen **BLUTIGEN URIN**.

- Wenn die Blutung so massiv ist, daß man die Verfärbung mit bloßen Auge sieht, spricht man von einer **MAKROHÄMATURIE**.
- Wenn der Urin auf den ersten Blick normal aussieht, nur die Teststäbchen Erys anzeigen, spricht man von **MIKROHÄMATURIE**.

Da das Nierenparenchym selbst **KEINE SCHMERZFASERN** enthält (*nur die Nierenkapsel*), tut diese Blutung auch nicht weh
➡ **SCHMERZLOSE MAKROHÄMATURIE**.

Durch die Blutgerinnung wird die Blutung relativ rasch wieder gestoppt; die nächste Makrohämaturie tritt dann auf, wenn wieder ein Blutsee Anschluß ans Nierenbecken gefunden hat, also **UNREGELMÄSSIG**.
➡ **DIE INTERMITTIERENDE SCHMERZLOSE MAKROHÄMATURIE**.

Der Tumor wächst retroperitoneal relativ ungestört und macht erst **SPÄT SYMPTOME**.
Bei diesem Patienten drücken die Tumormassen auf den M. quadratus lumborum.
Bei einem Drittel der Patienten sind die Tumormassen durch den Bauchraum **TASTBAR**, besonders wenn die linke Niere betroffen ist (*rechts liegt die Leber drüber*).

Die meisten Patienten mit Krebs haben eine **BESCHLEUNIGTE BLUTSENKUNG**. Bei diesem Patienten ist die Senkung deutlich erhöht, was bedeutet, daß das Abwehrsystem stärker stimuliert ist.

Beim Nierenkarzinom können noch sog. paraneoplastische Syndrome auftreten: Symptome, die direkt mit dem Tumorwachstum nichts zu tun haben; es sind hormonelle Fernwirkungen des Tumors.
Es kann z. B. zu einer **POLYGLOBULIE** kommen (*Erhöhung des Anteils der Erys im Blut*) durch eine vermehrte Freisetzung von **ERYTHROPOETIN**. Erythropoetin wird auch in der normalen Niere gebildet und stimuliert die Stammzellen der Erys im Knochenmark.
Die Sekretion von Erythropoetin kann auch ganz ausbleiben; es kommt dann zu einer ausgeprägten **ANÄMIE**.
Sowohl die Anämie als auch die Polyglobulie können sich u. a. durch ein Systolikum bemerkbar machen.
Ferner kann durch die Sekretion einer parathormonähnlichen Substanz eine **HYPERCALCIÄMIE** ausgelöst werden.

✚ Patienten, bei denen der Verdacht auf eine bösartige Neubildung besteht, gehören schnellstmöglich in schulmedzinische Behandlung, meist eine Operation.

☞ Maßen Sie sich nicht an, Krebs heilen zu können; Sie können sich aber in der **NACHSORGE** nützlich machen!

HP

1.4. *Bei dieser Frage möchte ich Ihr selbständiges Denken herausfordern: ich habe hier auf die Multiple-Choice-Antworten bewußt verzichtet; das Schema bleibt aber das gleiche wie bei den vorherigen Antworten.*

Eine 74jährige Frau kommt wegen Kreuzschmerzen.
Die Patientin ist schon öfters bei Ihnen in Behandlung gewesen. Sie ist sehr kooperativ, ernährt sich gesund und geht einmal pro Woche schwimmen. Bei Ihrer Patientin ist seit 10 Jahren eine Osteoporose bekannt, der Sie mit Nahrungsumstellung (*Milchprodukte*) und Gymnastik begegnen.
Weitere Erkrankungen: Hüftgelenksarthrose links, Varikosis der Beine, letzten Winter (*Dezember*) hatte Ihre Patientin einen schweren grippalen Infekt mit Fieber. Sie war im Prinzip erst im April wieder ganz gesund gewesen. 1/2 Jahr

Ihre Patientin erzählt Ihnen, daß Sie sich insgesamt nicht so recht auf dem Damm fühle. Sie leide unter Schlafstörungen und wache in letzter Zeit fast regelmäßig um 5.00 Uhr auf. Sie schwitze auch im Schlaf recht viel. Sie sei jetzt dazu übergegangen, einen Mittagsschlaf zu halten. Die Kreuzschmerzen habe sie schon länger; sie seien in letzter Zeit aber zunehmend intensiver geworden.

1. Aufgabe:

Was machen sie als nächstes?

allg. internistische Untersuchung

Antwort:

Eine allgemeine internistische Untersuchung.

Denken Sie immer dran:

Eine **DIAGNOSESTELLUNG** besteht

- **ERST** aus einer **FAKTENSAMMLUNG,**
- **DANN** aus einer **MEINUNG.**

☞ *Trainieren Sie es sich an, sich nicht vorschnell irgendwo festzubeißen!*

*Sie sollten Ihre **LEITSYMPTOME** kennen und ansonsten möglichst unverkrampft alle Möglichkeiten durchspielen.*

Die internistische Untersuchung ergibt:

o.K.

RR 135/85, Puls 85. Die Herztöne sind rein, mit einem Systolikum am Erb'schen Punkt und an der Herzspitze. Das Herz selbst ist nicht vergrößert.
Bleiche Schleimhäute, Zunge etwas belegt. Keine meningitischen Syndrome, Reflexe seitengleich, Bauchdecken weich, keine Resistenzen. Die Wirbelsäule ist in Höhe von L1 stark klopfschmerzhaft, sonst nicht.
Schober'sches Zeichen positiv, Lasègue negativ.
!!! BKS 92/146; Urin: Protein 500 (*3. Feld von 3*), Glucose, Keton, Nitrit negativ.

2. Aufgabe:

Zählen Sie alle bisher erhobenen pathologischen Befunde auf und überlegen sie, welche Organsysteme betroffen sein können!

Antwort:

✗ BKS beschleunigt,
✗ Eiweiß im Urin,
✗ bleiche Schleimhäute (*Anämie*);

Plasmozytom

✗ Kreuzschmerzen,
✗ Schober'sches Zeichen positiv,
✗ L_1 klopfschmerzhaft,
✗ Osteoporose bekannt;
✗ Systolikum,
✗ Schlafstörungen in den frühen Morgenstunden,
✗ Grippe letztes Jahr.

Wenn Sie versuchen, diese Befunde organspezifisch zusammenzufassen, könnte man folgende Aussage treffen:

1. Auf das **IMMUNSYSTEM** weisen hin:

- die **VERLÄNGERTE GRIPPE LETZTES JAHR**,
- die beschleunigte Senkung und
- die morgendlichen Schlafstörungen mit vermehrtem nächtlichen Schwitzen. Man nennt das **NACHTSCHWEISS**;

☞ er ist ein Zeichen für subfebrile Temperaturen (*erhöhte Körpertemperatur, aber noch kein Fieber*).

2. Auf die **WIRBELSÄULE** weisen hin:

- Kreuzschmerzen,
- Schober'sches Zeichen,
- L1-Klopfschmerz,
- Osteoporose

3. Auf das **BLUT** weisen hin:

- bleiche Schleimhäute,
- Systolikum (*Anämien z. B. führen zu einem funktionellen Systolikum*).

4. ● Eiweiß im Urin: **NIERE** ?

Theoretisch könnte es sich jetzt also um eine **INFEKTION** der Wirbel handeln, die zu einer **ANÄMIE** geführt hat.

☞ Was aber dazu absolut nicht paßt, ist, daß bei dieser massiv erhöhten Senkung **KEIN FIEBER** auftritt. Wenn es wirklich eine Infektion wäre, die hinter dieser Senkung steckt, läge die Patientin jetzt auf der Intensivstation.
Ergo
➟ es kann **KEINE INFEKTION** sein.

Sie müssen sich also etwas Anderes einfallen lassen.

Wenn Sie alle anderen Befunde außer Acht lassen würden und sich nur auf den klopfschmerzhaften Wirbel stützten, könnten Sie anhand des **KLOPFSCHMERZES** zunächst ein **ÖDEM IM WIRBEL** (*Klopfschmerz*) diagnostizieren. Dieses Ödem kann von einer Infektion, aber auch z. B. von einer Wirbelfraktur herrühren.
Kreuzschmerz und das Schober'sche Zeichen würde auch dazu passen. Eine Wirbelfraktur könnte z. B. von der Osteoporose herrühren.
Eine andere Möglichkeit für eine Wirbelfraktur wäre die **ABSIEDLUNG EINER METASTASE EINES MALIGNEN TUMORS** im Wirbel. Etliche Karzinome metastasieren bevorzugt in die Wirbel. Dieses würde auch die Zeichen seitens des Immunsystems erklären.

Nur, leider sind die Blutsenkungswerte beim Karzinom nie so hoch wie bei Ihrer Patientin, oder doch?

Wenn man einen malignen Tumor zugrunde legen würde, müßte man einen Tumor finden, der

- eine stark beschleunigte Senkungsreaktion verursacht,
- eine Anämie und
- eine massive Eiweißausscheidung in der Niere.

3. Aufgabe:

Welcher Tumor führt zu einer sogenannten Sturzsenkung?

Plasmozytom

Antwort:

✘ Das Plasmozytom.

Das **PLASMOZYTOM** gehört in das Kapitel Blutkrebs. Beim Plasmozytom entarten **PLASMAZELLEN**.

☞ Wie Sie aus der Immunologie wissen, produzieren Plasmazellen normalerweise **ANTIKÖRPER** im Falle einer Infektion.

Entartete Plasmazellen (*das Plasmozytom*), produzieren ebenfalls noch so etwas ähnliches wie Antikörper und überschwemmen den Körper mit diesen funktionslosen Proteinstrukturen.
Wegen dieser Proteinüberschwemmung scheidet die Niere **EIWEISSE IM URIN** aus. Wenn man das Urinsediment untersucht, kann man die fehlerhaften Antikörper nachweisen:
➡ das **BENCE-JONES-PROTEIN**.

Das Plasmozytom ist ein Tumor, der, wie jede andere Krebsart, ständig wächst und gesunde ortsständige Zellen von ihrem Standort verdrängt.
Im Knochenmark werden die diversen Stammzellen verdrängt; es kommt zu einer **ANÄMIE** und zu einer Verminderung der funktionsfähigen **LEUKOZYTEN**.
Dadurch ist der Patient vermehrt **INFEKTANFÄLLIG** (*die Grippe letzten Winter!*).

Die Krebszellen machen selbstverständlich auch vor dem **KNOCHEN** nicht halt. Man kann die Absiedlungen von Plasmozytomzellen röntgenologisch nachweisen: runde, bis 2 cm große Knochendefekte (***MOTTENFRASSNEKROSEN***).
An diesem Stellen ist gesundes Knochengewebe durch weiches Tumorgewebe ersetzt; Sie können sich vorstellen, daß die Stabilität des Knochens darunter leidet - es kann zu **PATHOLOGISCHEN FRAKTUREN** kommen.
Da ein beliebter Absiedlungsort die Wirbelsäule ist (*Wirbelkörper sind gut durchblutet und haben einen regen Stoffwechsel*), kann ein **WIRBELEINBRUCH** resultieren.

Die Patientin gehört in schulmedizinische Hände; die Naturheilkunde **BEGLEITET** die Karzinomtherapie.

- Die Arthrose,
- die Varikosis und
- die Osteoporose haben direkt nichts mit dem Plasmozytom zu tun.

Bauchschmerzen

2.1. Sie werden zu einem 16jährigen Jungen gerufen, der, wie die Mutter am Telefon sagt, starke Bauchschmerzen hat.
Beim Hausbesuch erzählt Ihnen die besorgte Mutter, daß der Junge in den letzten 3 Monaten bereits 3 Mal ähnliche Bauchschmerzen hatte, die aber bisher von alleine, innerhalb von maximal 45 Minuten wieder abgeklungen wären.

Der Junge liegt im Bett und sieht deutlich krank aus. Gewicht und Ernährungszustand sind auf den ersten Blick normal. Er liegt im Bett mit angezogenen Knieen, ist blaß, atmet flach und schnell und schwitzt etwas. Er sagt, daß die Bauchschmerzen vor ca. 2 Stunden begonnen und seither ständig an Intensität zugenommen hätten. Das Bauchweh strahle jetzt auch in den Rücken aus. Sonstige Symptome seinen nicht vorhanden. Eine Nahrungsabhängigkeit dieser oder der vorherigen Bauchwehattacken verneint er.
Bei der Abtastung des Bauchs fühlen Sie mäßig gespannte Bauchdecken und eine kleine, relativ weiche Resistenz direkt oberhalb des Nabels, die sehr druckschmerzhaft ist. Die Resistenz hat ungefähr Kastaniengröße.

1. Aufgabe:

Welches Organsystem ist betroffen:

A) Respirationssystem
B) Magen-Darm-Trakt
C) eher psychosomatische Erkrankung
D) Nabelkolik

Antwort:

✘ Lösung B.

A) Wenn der Patient noch reden kann, wird er Ihnen bei **AKUTEN LUNGENERKRANKUNGEN** mitteilen, daß er das Gefühl hat, keine Luft zu bekommen

☞ Leitsymptom **DYSPNOE**.

Falls es sich um **PLEURAERKRANKUNGEN** handelt, ist immer ein

➠ **ATEMABHÄNGIGER SCHMERZ** dabei.

In diesem Fall atmet der Patient schnell und flach; nachdem er aber nicht über Dyspnoe oder Schmerzen beim Atmen klagt, liegt die Ursache wohl woanders.

☞ *Hinweis: eine objektiv veränderte Atmung muß der Patient nicht bemerken.*

C) Natürlich können viele Erkrankungssymptome **PSYCHOSOMATISCHER GENESE** sein.

- ● Dafür spräche die besorgte Mutter,
- ○ dagegen allerdings spricht, daß der Patient nur ein einziges, relativ klar umrissenes Symptom hat.

Echte Psychosomatiker erkennt man an der Vielzahl verschiedener Beschwerden.

☞ Hinweis: leuchten Sie doch mal unauffällig Ihren Bekanntenkreis aus!

D) Sogenannte **NABELKOLIKEN** kommen bei **KLEINKINDERN** vor, ab der Pubertät eigentlich seltener. Der Begriff umschreibt die Tatsache, daß sich Kleinkinder noch nicht so präzise ausdrükken können (wie wir das von unseren Patienten gerne hätten), und zu allen möglichen Schmerzlokalisationen Bauchweh sagen.

☞ Nabelkoliken sind z. B. die Regel bei **MITTELOHRENTZÜNDUNGEN** von Kindern.

B) Hinweisend auf den **MAGEN-DARM-TRAKT** sind folgende Befunde:

- Bauchweh,
- gespannte Bauchdecken und
- der Tastbefund oberhalb des Nabels.

Während Sie im Geiste die 1. Frage beantwortet haben, haben Sie Blutdruck gemessen: 95/65, sowie den Puls 110. Sie können am Krankenbett auch noch eine Schnellsenkung machen (*Ergebnis in 15 Minuten verfügbar*):

umgerechnet 3/8 mm.

2. Aufgabe:

Um welches Organ handelt es sich?

A) Magen
B) Pankreas
C) Darm (Kolik)
D) Peritoneum
E) Gallenwege

Antwort:

✘ Lösung D.

A) Bei **AFFEKTIONEN DES MAGENS** müßte das **MAGENAREAL** (*linker oberer Quadrant im Bauchbereich*) druckschmerzhaft sein.

☞ Hinweis: Der Magen ist nicht als Organ (*Resistenz*) direkt fühlbar, sondern nur als Areal indirekt palpierbar.

Aufgrund der relativ dramatischen Symptomatik könnte es sich differentialdiagnostisch um eine **PERFORATION** handeln

➟ dann müßten aber die Bauchdecken zusätzlich eine **BRETTHARTE ABWEHRSPANNUNG** aufweisen.

Bei direkten Veränderungen an den verdauenden Organen (*Magen, Darm*), ist fast immer eine **ABHÄNGIGKEIT DER SCHMERZEN VON DER NAHRUNGSAUFNAHME** festzustellen, sei es, daß die Schmerzen im nüchternen Zustand auftreten, sei es direkt nach dem Essen oder eine bestimmte Zeit nach der Nahrungsaufnahme.

B) Die **PANKREATITIS** ist gekennzeichnet durch den sog. **GUMMIBAUCH**:

- ❒ eine **ELASTISCHE BAUCHDECKENSPANNUNG**
- ❒ mit Blähung des Abdomens.

● Für die Pankreatitis spräche die Schmerzausstrahlung in den Rücken,

❍ dagegen sprechen die mäßig gespannten Bauchdecken ohne Aufblähung.

C) Eine **KOLIK** ist ein **WELLENFÖRMIGER SCHMERZ**, während der Junge offensichtlich unter einem gleichmäßig zunehmenden Schmerz leidet.

☞ Außerdem wäre hier auch eine **ABHÄNGIGKEIT DER SCHMERZEN VON DER NAHRUNGSAUFNAHME** zu fordern.

E) Affektionen der **GALLENWEGE** haben ihr Hauptbauchweh unter dem **RECHTEN RIPPENBOGEN** und lassen sich meistens durch **NAHRUNGSFAKTOREN** auslösen.

☞ Gallenkranke sind hauptsächlich ältere Frauen, ev. mit Übergewicht.

D) Also bleibt nur noch das **PERITONEUM** übrig.

Hinweise hierfür sind:

1. Die angezogenen Kniee des Jungen. Angezogene Kniee entlasten die Bauchdecken.

☞ **LEICHTE PERITONITISCHE ERSCHEINUNGEN** machen sich durch **LOKALEN DRUCKSCHMERZ** beim Abtasten der Bauchdecken bemerkbar. Dabei kann aufgrund der Lokalisation des Schmerzes auf das Organ geschlossen werden.

- Magen links oben unter dem Zwerchfell,
- Gallenwege und Leber rechts oben,
- rechts unten Blinddarm, Eierstock oder Ileum,
- links unten Colon sigmoideum oder Eierstock.

☞ **MITTLERE PERITONITISCHE REIZE** zeigen sich durch den **LOSLASSCHMERZ**. Der Loslaßschmerz ist im Gegensatz zum Druckschmerz dadurch gekennzeichnet, daß die Schmerzempfindung beim Loslassen eines Drucks auf die Bauchdecken stärker ist als beim Reindrücken.

☞ **DER GEKREUZTE LOSLASSCHMERZ** beschreibt eine Schmerzempfindung im erkrankten Gebiet, wenn man auf der **KONTRALATERALEN SEITE** einen Druck losläßt (*Beispiel: man drückt im linken Unterbauch und läßt los, der Patient empfindet einen Schmerz im Appendixbereich*).

☞ **SCHWERE PERITONITISCHE REIZE** sind durch eine **BRETTHARTE ABWEHRSPANNUNG** gekennzeichnet. Ursachen sind z. B.

- eine Ulcusperforation,
- ein Ileus oder
- eine Nierenkolik.

2. Da das **PERITONEUM** sehr **GUT VEGETATIV INNERVIERT** ist, kommt es auch immer zu **VEGETATIVEN BEGLEITREAKTIONEN** (Blutdruckabfall, Pulsanstieg, Schweißausbruch), bis zur **SCHOCKSYMPTOMATIK**.

Da die Blutsenkung keinen Hinweis auf ein entzündliches Geschehen ergibt, können Sie jetzt eventuell schon die Diagnose stellen (?).

3. Aufgabe:

Sie veranlassen:

A) eine sofortige Klinikeinweisung.
B) eine Überweisung zum Internisten.
C) Leberwickel.
D) eine Meldung ans Gesundheitsamt.
E) eine Akupunkturbehandlung.

Antwort:

✘ Lösung A.

A) Egal, ob sie in diesem Fall auf die richtige Diagnose gekommen sind oder nicht, eines sollten Sie auf jeden Fall bemerkt haben: der **SYSTOLISCHE BLUTDRUCK LIEGT UNTER DEM PULSWERT**.

➟ Es liegt ein **SCHOCKZUSTAND** vor.

Ein Schockzustand ist eine periphere Durchblutungsstörung mit Erhöhung des **SYMPATHICUSTONUS** (schwitzen) und immer ein **LEBENSBEDROHLICHER ZUSTAND**.

☞ *Wenn Sie bei dieser Frage eine falsche Lösung angekreuzt haben, betrachten Sie sich als durch die Prüfung gefallen.*
Lebensbedrohliche Zustände müssen Sie erkennen können.

B), ***Nun, Sie haben offensichtlich den Schockzustand übersehen.***
C), ***Nun, Sie haben offensichtlich den Schockzustand übersehen.***
D), ***Nun, Sie haben offensichtlich den Schockzustand übersehen.***
E) ***Nun, Sie haben offensichtlich den Schockzustand übersehen.***

B) Zum **INTERNISTEN** überweist man meist, wenn man **ZUSÄTZLICHE LABORBEFUNDE** oder sonstige apparative Abklärungen benötigt.

C, E) LEBERWICKEL oder sonstige sanfte naturheilkundliche Behandlungsmethoden sind angesagt, wenn es sich um eine **CHRONISCHE FUNKTIONELLE STÖRUNG** handelt.

☞ Wenn das Krankheitsbild so **AKUT** ist wie in diesem Fall, können naturheilkundliche Maßnahmen (*Notfallpunkte in der Akupunktur*) die Schulmedizin maximal **UNTERSTÜTZEN** oder **EINLEITEND BEGLEITEN,**

➟ **KEINESFALLS ABER ERSETZEN.**

D) Eine Meldung an das Gesundheitsamt erfolgt vom HP, wenn eine der Erkrankungen aus dem **BUNDESSEUCHENGESETZ** (*VET*) vorliegt, sonst nicht.

4. Aufgabe(*freiwillige Fleißaufgabe*):

Um welches Krankheitsbild handelt es sich?

Antwort:

✘ Eine eingeklemmte Bauchwandhernie.

Eine **HERNIE** entsteht dadurch, daß sich Bauchfell zwischen den muskulären Bauchwandschichten nach außen stülpt.
Hernien sind kugelige Vorwölbungen, von Erbsen- bis Orangengröße, die z. B. nach Anspannung der Bauchmuskeln sicht- und tastbar sind und bei Entspannung wieder verschwinden.

Im Bauchbereich gibt es bestimmte, muskelschwächere Partien, in denen Hernien bevorzugt auftreten können.

- Die klassische Hernie ist die **LEISTENHERNIE**. Sie kann schon beim **SÄUGLING** auftreten und tritt dann beispielsweise **BEIM SCHREIEN** hervor.

- Eine weitere Schwachstelle in der vorderen Bauchwand befindet sich zwischen dem medialen Rand des M. obliquus abdominis externus und dem lateralen Rand des M. rectus abdominis (*Spigel'sche Hernie*).

- Eine dritte Muskellücke befindet sich zwischen den beiden Anteilen des M. rectus abdominis oberhalb des Nabels. Diese Hernie lag bei dem Jungen aus dem Beispiel vor.

- Eine vierte Schwachstelle der Bauchwand ist der **NABEL** selbst,
  ➡ es entsteht die Nabelhernie.

- Außer den Bauchwandhernien gibt es auch **ZWERCHFELLHERNIEN**, bei denen Peritoneum durch Zwerchfellücken nach oben in den Thoraxraum tritt.

Bei einem unkomplizierten Verlauf tritt **BEI ERHÖHTEM INTRAABDOMINELLEN DRUCK** Peritoneum durch die Bruchpforte (*sichtbar, schmerzhaft*), bei Nachlassen des intraabdominellen Drucks gleitet das Peritoneum wieder zurück in seine ursprüngliche Lage.

Es kann dabei allerdings zu Komplikationen kommen:

- ▼ das austretende Peritoneum kann **EINGEWEIDESCHLINGEN** oder, bei der Zwerchfellhernie, den Magen mitnehmen. Dadurch kommt es zu Funktions- und Durchblutungsstörungen, so daß im schlimmsten Fall eine **GANGRÄN** des betreffenden Darm- oder Magenabschnitts droht (***LEBENSBEDROHLICH***).
- ▼ Die zweite, etwas harmlosere Komplikation ist die,. daß die Peritoneumausstülpung nicht mehr zurückgleiten kann - die **EINGEKLEMMTE HERNIE**. Auf Grund der begleitenden vegetativen Symptomatik kann diese Komplikation ebenfalls **LEBENSBEDROHLICHE AUSMASSE** annehmen.

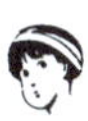

Therapie: Operation.

2.2. Ein junger Mann, 32 Jahre, kommt zu Ihnen wegen Bauchschmerzen. Die Bauchschmerzen sind vor 10 Tagen aufgetaucht. Wie Ihnen der Patient versichert, sind sie aber nicht schlimm. In den letzten 2 Tagen kamen ab und zu ziehende Schmerzen im Rücken mit dazu.
Ihr Patient wirkt sportlich und sehr dynamisch. Er sieht auch nicht ausgesprochen krank aus. Er arbeitet in einer größeren Supermarktkette und wird in nächster Zeit die Leitung einer Filiale übernehmen. Laut eigenen Angaben trinkt er wenig Alkohol, raucht wenig und ernährt sich vorwiegend vollwertig.

1. Aufgabe

Welche Aussage ist richtig?

A) Der Patient ist mit Sicherheit nicht schwer krank, eher überarbeitet.
B) Der Patient zeigt die klassischen Symptome für eine homöopathische Behandlung (*Lachesis*).
C) Aus diesen Angaben kann man mit Sicherheit noch nichts Endgültiges ableiten.
D) Sie schicken Ihren Patienten zur Sicherheit erst mal zum Internisten.

Antwort:

✗ Lösung C.

A) *Nichts ist schwerer als eine Erkrankung auszuschließen; geschweige denn mit Sicherheit.*

☞ *Wenn ein Patient nicht krank wirkt oder behauptet, nicht krank zu sein, heißt das noch lange nicht, daß er wirklich keine ernste Erkrankung hat. Den* ***HYPOPCHONDRISCHEN PATIENTEN*** *übersieht keiner, der* ***RUHIGE PATIENT*** *wird irgendwann aus heitrem Himmel in die Intensivstation eingeliefert.*

☞ *Egal, was der Patient, die mitgebrachten Befunde oder die Krankenberichte aussagen, gewöhnen Sie es sich an,* ***NUR IHREM EIGENEN URTEIL*** *zu* ***VERTRAUEN****. Rechnen Sie prinzipiell mit dem Schlimmsten und klappern Sie im Zweifelsfall erst alle* ***LEITSYMPTOME FÜR LEBENSBEDROHLICHE ERKRANKUNGEN*** *ab, ehe Sie sich ein Urteil bilden.*

Es ist auch keine Schande, wenn Sie Ihre endgültige Diagnose erst nach dem zweiten oder dritten Besuch Ihres Patienten fertig haben; es ist viel peinlicher, wenn Sie sich vorschnell auf irgendein Symptom stürzen und daraus eine Fehldiagnose ableiten.

Für Notfälle haben Sie Ihre gelernten Leitsymptome, für alle anderen, chronischen Erkrankungen können Sie sich Zeit lassen.

☞ *Denn merke:*

DIE DIAGNOSE
ENTSCHEIDET ÜBER DIE
BEHANDLUNG!

B) Eine klassische homöopathische Behandlung (*o. ä.*) ist dann angebracht, wenn Sie alle Notfälle und Leitsymptome für lebensbedrohliche Erkrankungen **AUSGESCHLOSSEN** haben.
Hauptindikationsgebiet für die naturheilkundliche Behandlung sind chronische Erkrankungen.

C) Mit diesen Angaben kann man wirklich noch nichts weiter anfangen. Was fehlt, ist auf jeden Fall eine **WEITERFÜHRENDE ANAMNESE** und eine **KÖRPERLICHE UNTERSUCHUNG**.

☞ *Ich möchte Sie mit diesem Buch auch dazu ermuntern, den Satz <ich weiß die Diagnose noch nicht, ich brauche noch weitere Informationen> ohne roten Kopf über die Lippen zu bringen.*
Gewöhnen Sie sich schnellsten den Leistungszwang ab, die Diagnose nach Möglichkeit noch bevor der Patient zu Ende geredet hat, fertig zu haben. Das erwartet weder der Amtsarzt, noch der Patient. Also, etwas weniger Eitelkeit und Streß.

D) *So etwas Feiges! Ich kann Ihnen versichern, daß Sie mit so einer Antwort beim Amtsarzt durchfallen. Wegschicken können Sie einen Patienten nur mit einer **FERTIGEN DIAGNOSE**; wenn Sie alle Patienten von vorne herein wegschicken, brauchen Sie eigentlich weder Ihren HP-Schein machen, noch eine Praxis eröffnen.*

Der Patient berichtet Ihnen in der Zwischenzeit, daß er schon öfters mal ähnliche Bauchschmerzen hatte, die nach 2 Tagen Ruhe aber immer wieder von selbst verschwanden. Beim Arzt war er deswegen nie gewesen. Nach seinen sonstigen Lebensgewohnheiten befragt, berichtet er, daß er regelmäßig Sport treibe (*Bodybuildung und Fitneß, sowie Squash*), einen gesunden Schlaf habe, nur ab und zu Magentabletten einnehme, da er, wie er sagt, besonders mittags zu hastig esse. Zuhause gäbe es keine Probleme.
Bezüglich des Berufs erzählt er, daß er ihm zwar Spaß mache, aber schon eine nicht unerhebliche Belastung darstelle. Er müsse viel arbeiten, habe es aber dadurch geschafft, sich innerhalb ungewöhnlich kurzer Zeit zum Filialleiter hochzuarbeiten.
Die Trinkmenge, die er über den Tag verteilt zu sich nimmt besteht aus Cola und Kaffee und beträgt ca. 1 bis 1,5 Liter. Der Appetit sei in letzter Zeit etwas vermindert, eine Gewichtsabnahme stellte er jedoch nicht fest. Der Stuhlgang ist regelmäßig täglich, in letzter Zeit manchmal etwas dunkel, fast schwarz gefärbt.

Die körperliche Untersuchung ergibt: RR 135/85, Puls 70. Schleimhäute normal gefärbt.
Bei der Abtastung des Bauchs bemerken Sie, daß der Patient bei der oberflächlichen Palpation des epigastrischen Raumes zusammenzuckt und die Bauchmuskeln anspannt. Eine tiefe Palpation ist in diesem Gebiet nicht möglich. Daraufhin befragt, behauptet er jedoch, die Palpation sei nicht schmerzhaft gewesen. Die Reflexe sind seitengleich auslösbar, Pupillenreaktionen normal, keine meningitischen Zeichen.
Bei der Untersuchung der Wirbelsäule finden Sie eigentlich gar keinen pathologischen Befund: Schober negativ, kein Klopfschmerz der Dornfortsätze, keine druck- oder klopfschmerzhafte Muskulatur.

2. Aufgabe:

Welches Organsystem ist betroffen?

A) — keines direkt, vermutlich ist die Genese des Bauchwehs doch psychosomatisch
B) — Leber/Galle
C) X Magen/Duodenum
D) _ Das richtige Organsystem ist noch nicht aufgeführt; es sind weitere Untersuchungen in Richtung Niere z. B. nötig.

Antwort:

✗ Lösung C.

A) Sicherlich, dieser Patient ist offensichtlich überbelastet, aber die Diagnose **PSYCHOSOMATISCH** bedingt darf erst gestellt werden, wenn wirklich alle pathologischen Organbefunde ausgeschlossen werden können!
Nichts ist beschämender, als wenn Sie einen Patienten längere Zeit mit psychotherapeutischen Verfahren traktieren und dabei übersehen haben, daß sich z. B. nächtliche Lungenödeme bei Herzinsuffizienz im Anfang mit Alpträumen äußern.

B) Leitsymptome für **LEBER/GALLE-AFFEKTIONEN** sind z. B.

- der **DRUCKSCHMERZ IM RECHTEN OBERBAUCH** (*Kapselschmerz der Leber*), oder
- der hell gefärbte Stuhl
- bei gleichzeitig dunklem Urin.

☞ Der Patient hatte

- einen Schmerz im **EPIGASTRISCHEN RAUM** und
- einen **DUNKLEN STUHL**.

C) Der dunkle Stuhl sollte Sie hier weiterbringen. Dunkel gefärbter oder auch schwarzer Stuhl (**TEERSTUHL**) deutet auf **EISEN** hin.

- Entweder hat man mit der **NAHRUNG** viel Eisen zu sich genommen (Spinat z.B.), dann ist die Dunkelfärbung beim nächsten Mal wieder verschwunden, oder
- man hat **EISENTABLETTEN** eingenommen, dann steht die Dunkelfärbung des Stuhls in der Packungsbeilage unter <*Nebenwirkungen*> oder
- es handelt sich um eine **BLUTUNG**.

☞ *Bedenken Sie bitte, daß die Schleimhaut des Magen-Darm-Trakts nicht besonders gut sensibel innerviert ist, so daß auch größere Blutungen **NICHT SCHMERZEN**.*

Den 2. Hinweis auf den oberen Verdauungstrakt liefert die reflektorische Anspannung der Bauchmuskulatur bei der Palpation. *Manche Patienten geben nicht zu, daß etwas weh tut; deshalb hat der geübte manuelle Diagnostiker immer den* ***GESICHTSAUSDRUCK SEINES PATIENTEN*** *im Blickfeld.*

D) *Wenn Sie den schwarzen Stuhl nicht als Leitsymptom erkannt haben, haben Sie vermutlich diese Antwort angekreuzt. Nun, in Zukunft wissen Sie's.* Bei einer Veränderung an der **NIERE** untersucht man den **FLANKENKLOPFSCHMERZ** (*in diesem Fall negativ*) und den **URIN**.
Man könnte als pathologischen Befund im Urin z. B. Blut, Eiweiß (*Protein*) oder Bakterien (*Nitrit*) finden.

Sie haben in der Zwischenzeit eine Schnellsenkung angefertigt: BKS 4/7. Es liegt kein Fieber vor.

3. Aufgabe:

a) Zählen Sie alle pathologischen Befunde auf!

b) Wie lautet Ihre Verdachtsdiagnose?

Antwort:

a)
- Bauchschmerzen im Epigastrium mit Abwehrspannung bei der Palpation und Ausstrahlung in den Rücken,
- Schwarzer Stuhl
- Trinkmenge zu wenig; zuviel Koffein.

b) V. a. perforierendes Ulcus duodeni.

Die Bauchschmerzen mit palpatorischer Abwehrspannung, der schwarze Stuhl, sowie der übermässige Koffeinkonsum weisen eindeutig auf ein **ULCUS** hin.

Jetzt stellt sich nur noch die Frage, ob Magen- oder Duodenalulcus.
*In älteren Lehrbücher sind oft noch Zuordungen getroffen zwischen dem Einsetzen des Schmerzes bezüglich der **NAHRUNGSAUFNAHME** und der **LOKALISATION** des Ulcus.*

- *Nüchternschmerz* ➡ ***Duodenalulcus**,*
- *Schmerz nach der Nahrungsaufnahme* ➡ ***Magenulcus** o. ä.*

Diese Zuordnung steht heute nicht mehr unwidersprochen da.

Die heutige Diagnostik stützt sich auf **ENDOSKOPISCHE BEFUNDE**;

- als Verdachtsdiagnose **DUODENALULCUS** gilt, wenn der Druckschmerz etwas mehr **RECHTS VON DER MEDIANLINIE** des Abdomens liegt,
- als Verdachtsdiagnose **MAGENULCUS** gilt, wenn der Druckschmerzpunkt ziemlich **IN DER MEDIANEBENE** des Abdomens liegt.

Ein weiterer Unterschied ist der psychogene Überbau:

☞ **MAGENULCUSPATIENTEN** wirken in der Regel **SCHWERER KRANK** als Duodenalulcuspatienten.
Sie haben oft Fieber und eine **BESCHLEUNIGTE SENKUNG**.
Z. T. haben die Magenpatienten den typischen Gesichtsausdruck mit den tiefen Nasolabialfalten und der grauen Gesichtsfarbe (***FACIES GASTRICA***).
Das Magenulcus kann, im Gegensatz zum Duodenalulcus, auch **ENTARTEN**.

☞ **DUODENALULCUSPATIENTEN** sind in der Regel sehr **LEISTUNGSORIENTIERT** und haben <*gar keine Zeit um krank zu werden*>. Sie arbeiten extrem viel (*und sind damit auch erfolgreich*), so daß das Ulcus quasi als körperliche **NOTBREMSE** angesehen werden kann.
Duodenalulcuspatienten gehören zu denjenigen, die Schmerzen entweder nicht so empfinden, oder die Schmerzen nicht zugeben. Sie werden jedenfalls selten einen jammernden Duodenalulcuspatienten finden (der Magenpatient jammert zwar im eigentlichen Sinn auch nicht, vielmehr beschwert er sich = er äußert sich).

Das ist auch der Grund, warum bei Duodenalulcera die **KOMPLIKATIONSRATE Z. T. HÖHER** ist als bei Magenulcera.

*Wenn ein Duodenalulcuspatient sagt, daß er ausstrahlende Bauchschmerzen hat, sollten in Zukunft bei Ihnen sämtliche Alarmglocken klingeln: meistens steht er kurz vor einer **ULCUSPERFORATION**.*

Eine Ulcusperforation kündigt sich durch eine Veränderung im Schmerz an.
Das normale Ulcus ist meist irgendwie nahrungsabhängig: entweder der Nüchternschmerz oder der Schmerz nach bestimmten Nahrungsmitteln; d. h. der Schmerz läßt irgendwie im Laufe des Tages wenigsten einmal nach.
Das perforierende Ulcus weist einen **DAUERSCHMERZ** auf, der, je nach dem, in welche Richtung die Perforation erfolgt, **AUSSTRAHLT**.
Duodenalulcera können beispielsweise nach oben/hinten perforieren - daraus resultiert ein dumpfer, ziehender andauernder **KREUZSCHMERZ**.

Der Kreuzschmerz hat sich bei Ihrem Patienten erst angekündigt; es ist aber dennoch **HÖCHSTE ZEIT FÜRS KRANKENHAUS!**

2.3 Eine 28jährige Frau stellt sich Ihnen vor mit krampfartigen Bauchschmerzen. Sie erzählt Ihnen, daß die Bauchschmerzen sich eigentlich schon seit 1 Woche angekündigt hätten; so schlimm wie jetzt seien sie aber erst seit 2 Tagen.
Gestern habe Sie auch erbrechen müssen. Körperliche Bewegung verschlimmere die Schmerzen.

1. Aufgabe:

Es handelt sich am ehesten um...

A) etwas harmloses Chronisches.
B) eine Erkrankung, die sich offenbar verschlimmert.
C) etwas Psychosomatisches.
D) um mindestens 2 verschiedene Erkrankungen.

Antwort:

Lösung B.

A) Eine **HARMLOSE, CHRONISCHE ERKRANKUNG** zeigt weitestgehend **IMMER DIE GLEICHEN KLINISCHEN SYMPTOME**.

☞ *Wenn eine Progredienz (ein Fortschreiten der Erkrankung) zu vermuten ist, ist die Erkrankung nicht mehr harmlos.*

C) Für **PSYCHOSOMATISCHE BESCHWERDEN** sind die vorgebrachten Beschwerden zu wenig und zu konkret.

☞ *Der Psychosomatiker hat eine* ***VIELZAHL VON UNSPEZIFISCHEN BESCHWERDEN****, wie Kopfweh, Schlafstörungen, Stuhlgangsbeschwerden, oder unklare, wechselnde Schmerzen.*

D) Erinnern Sie sich dran, der gute Diagnostiker findet **PRO PATIENT NUR EINE GRUNDKRANKHEIT**, die alle aufgetretenen Symptome erklärt.

Natürlich kann ein Patient beispielsweise eine Blasenentzündung, einen Pilzbefall der Fußnägel und Gehörgangsfurunkel haben; wie wär's aber, wenn Sie in so einem Fall die Diagnose Diabetes mellitus im Auge behalten würden?

B) Bis zum Beweis des Gegenteils müssen Sie bei dieser Schilderung annehmen, daß die Bauchschmerzen, die seit 3 Wochen bestehen, sich in den letzten 2 Tagen verschlimmert haben.

☞ *Differentialdiagnostisch wäre abzuklären, ob die Patientin von 2 Tagen etwas gegessen hatte, was ihr nicht bekommt, bzw. ob Leute in ihrer Umgebung ähnliche Symptome aufwiesen. Wenn sich hier aber kein Zusammenhang herstellen läßt, müssen Sie eine Verschlimmerung einer Krankheit annehmen.*

Nachdem die Patientin Ihnen versichert, daß das Erbrechen nicht in Abhängigkeit zur Nahrungsaufnahme aufgetreten sei und daß die Personen ihrer Umgebung völlig gesund sind, beschließen Sie, eine körperliche Untersuchung zu machen.
Befunde: RR 120/90, Puls 95. Kein Meningismus, Herztöne normal, Lungengeräusche normal, Reflexe seitengleich auslösbar. Die Bauchdecken sind im gesamten Unterbauch etwas gespannt und besonders rechts druck-empfindlich, im Oberbauch normal.
Ein Loslaßschmerz ist nicht sicher auslösbar. Wirbelsäule o. B., Nierenlager nicht klopfschmerzhaft. Die BKS ist 5/8.

2. Aufgabe:

Stellen Sie sich bitte die Patientin bildlich vor und wiederholen Sie für sich die bisher erhobenen pathologischen Befunde.

A) Es handelt sich um eine chronische Zystitis.
B) Es handelt sich um eine Appendicitis.
C) Die Patientin ist schwanger; es handelt sich um einen Normalbefund.
D) Es handelt sich um eine chronische Enteritis infectiosa.
E) Keine der Aussagen trifft zu.

Antwort:

✘ Lösung E.

A) Eine **ZYSTITIS** (*Blasenentzündung*) geht einher mit

- **BRENNEN BEIM WASSERLASSEN,**
- mit **HÄUFIGEM WASSERLASSEN** in kleinen Portionen und
- mit Harndrang bereits bei geringer Urinmenge.

Klassisches Bauchweh ist eher untypisch.

☞ *Eine Zystitis geht in erster Linie mit* ***MIKTIONSSYMPTOMEN*** *einher, die bei Ihrer Patientin alle fehlen.*

B) Eine **BLINDDARMENTZÜNDUNG** kann man diagnostizieren durch Druck auf den

- **MCBURNEY**- oder den
- **LANZ'SCHEN** Punkt.

☞ Der **MCBURNEY-PUNKT** liegt auf der halben Strecke zwischen Nabel und Spina iliaca anterior sup. (*Hüftknochen*) rechts;

- der **LANZ'SCHE PUNKT** liegt auf dem rechten Drittel der Verbindungslinie zwischen den beiden Hüftknochen.

Beim **DRUCKSCHMERZ** in einem dieser Punkte testet man den **KONTRALATERALEN LOSLASSCHMERZ,** man mißt Fieber, bestimmt die **ANZAHL DER LEUKOZYTEN** und die **BKS.** Nach zwei Tagen ist auch die BKS bei der Appendicitis angestiegen

C) **SCHWANGERSCHAFT** ist keine Krankheit und sollte eigentlich nicht schmerzhaft sein. Von einem Normalbefund kann also nicht die Rede sein.

D) Eine **ENTERITIS INFECTIOSA** ist eine **DARMENTZÜNDUNG**, meist nach dem Verzehr kontaminierter Lebensmittel (*meldepflichtig bei VET!!*).

Sie geht mit

- **BAUCHWEH,**
- **ERBRECHEN** und
- **DURCHFALL,**
- ev. **FIEBER** einher.

Die normale Enteritis ist nach spätestens 2 Tage vorbei; eine chronische infektiöse Enteritis gibt es nicht.

E) Nachdem es keine von den ersten 4 Krankheiten sein kann, bleibt nur noch Lösung E übrig.
Sie müssen jetzt also noch weitere Fragen zur Anamnese stellen oder weiter untersuchen.

Wenn Sie das Alter der Patientin bedenken, könnte eine Schwangerschaft aber dennoch möglich sein. Bei jüngeren Patientinnen sollten man deshalb immer die Frage nach der letzten Periode, bzw. nach der Regelmäßigkeit der Periode stellen.

Die Patientin sagt Ihnen, daß Ihre letzte Periode ausgefallen sei. Die Blutungen kämen sonst leidlich regelmäßig.

3. Aufgabe:

Was tun Sie nach reiflicher Überlegung:

A) ✓ Sie weisen die Patientin ins Krankenhaus ein.
B) Sie schicken die Patientin zum Gynäkologen.
C) Sie empfehlen der Patientin eine eisen- und eiweißreiche Diät.
D) Da die Patientin normale Blutdruckwerte hat, schicken Sie sie nach Hause.

Verdacht:

Eileiterschwangerschaft

Antwort:

✘ Lösung A. Eileiterschwangerschaft

A) Wenn die Patientin Ihnen erzählt, daß die Periode letzten Monat ausgeblieben sei, sollten Sie bis zum Beweis des Gegenteils eine **SCHWANGERSCHAFT** annehmen.

☞ *Eine Schwangerschaft mit einseitigen Bauchschmerzen, die auch noch progredient sind, sollte Sie auf eine* ***EILEITERSCHWANGERSCHAFT*** *hinweisen.*

Zu einer Eileiterschwangerschaft kommt es, wenn eine Verengung der Tube vorliegt, so daß das befruchtete Ei nicht in die Gebärmutter weitertransportiert werden kann.

➡ kann z. B. als Komplikation bei Gonorrhoe entstehen.

Die Eizelle bildet, anstatt im Uterus, in der Tube eine Plazenta. Hierbei besteht die Gefahr, daß die Tube rupturiert, und daß eine **GRÖSSERE BLUTUNG IN DIE BAUCHHÖHLE** erfolgt.

Bei verschleppter Diagnose kann die Patientin in einen **HYPOVOLÄMISCHEN SCHOCK** kommen.

☞ Verdacht auf Eileiterschwangerschaft ist immer eine Indikation zur Einweisung ins Krankenhaus!

B) Zum Gynäkologen sollten Sie die Patientin schicken, wenn Sie eine normale Schwangerschaft vermuten.

C) *Bei einer* ***FESTGESTELLTEN*** *Schwangerschaft können Sie gerne Ihre Patientin beraten, welche Nahrungsmittel jetzt besonders gesund und sinnvoll sind;* da Schwangerschaft aber etwas mit den Geschlechtsorganen zu tun hat, steht Ihnen als HP eine Diagnose **NICHT** zu!

D) *Durchgefallen!* Ein Blutdruck von 120/95 weist auf ein **VERMINDERTES AUSWURFVOLUMEN** hin.

Zusätzlich ist der **PULSWERT** etwas zu hoch.

☞ Bei Patienten, die Bauchschmerzen haben, und ein verringertes Auswurfvolumen und einen erhöhten Pulswert aufweisen, besteht prinzipiell **SCHOCKGEFAHR**.

Ein solcher Patient gehört **IMMER IN ÄRZTLICHE ÜBERWACHUNG!**

2.4. Sie werden zu einer, Ihnen unbekannten Patientin gerufen. Die Patientin klagt über starke Bauchschmerzen. Die Bauchschmerzen seien aus voller Gesundheit heraus aufgetreten.
Sie treffen eine 52jährige Patientin an, die sehr krank wirkt. Sie berichtet, daß sie in der letzten halben Stunde zweimal erbrechen mußte. Sie habe auch starke, linksbetonte Kopfschmerzen, die sie vorher nie gekannt hatte.
Anamnestisch erfahren Sie, daß sie in der letzten Zeit extremen Streß ausgesetzt war, da ihr Mann mit einer Hirnmassenblutung vor 1 Woche ins Krankenhaus eingeliefert worden war und seit der Zeit das Bewußtsein nicht wieder erlangt habe.
Vor 2 Tagen habe sie plötzlich nicht mehr richtig lesen können; die Buchstaben verschwammen vor den Augen; am nächsten Morgen wäre aber wieder alles in Ordnung gewesen.

1. Aufgabe:

Können Sie das betroffene Organsystem bereits eingrenzen, oder benötigen Sie weitere Untersuchungen? Wenn ja, benennen Sie sie!

Gastro-intestinal-System
+ Nervensystem

weitere Untersuchungen:
Reflexe, Blutdruck, Puls
etc.

Antwort:

✗ Ich benötige die Ergebnisse einer allgemeinen Untersuchung.

Hoffentlich kann ich Sie dazu bringen, sich vorschnelle Diagnosen abzugewöhnen! Selten sind die Dinge genau das, wonach sie aussehen.
Auch wenn Sie sich jetzt bereits eine Meinung gebildet haben sollten, überprüfen Sie Ihre Hypothese immer anhand der Ergebnisse der **KÖRPERLICHEN UNTERSUCHUNG!!**

Eine Diagnose besteht

- *aus einer ausgewerteten **ANAMNESE** und*
- *den **BEFUNDEN DER KÖRPERLICHEN UNTERSUCHUNG**.*
- *Sie wird verifiziert durch **LABORERGEBNISSE**.*

Die körperliche Untersuchung ergibt:

RR 145/85, Puls 92. Das linke Auge ist stark gerötet, die Pupille auffallend weit und reagiert weder direkt noch indirekt auf Licht oder Konvergenz. Das rechte Auge reagiert normal auf Licht und Konvergenz. Die linke Gesichtshälfte ist berührungsempfindlicher als die rechte. Es besteht kein Meningismus und kein Kalottenklopfschmerz. Die Bauchdecken sind weich; der epigastrische Raum ist aber wegen Brechreizes nicht genau palpierbar. Die Herztöne sind rein, ohne Zusatzgeräusche, keine Strömungsgeräusche über den Karotiden; Lungen und Nierenlager frei. Eine Schnell-BKS ergibt Werte von 6/9.

2. Aufgabe:

Welchen sicheren pathologischen Befunde können Sie erheben?

Antwort:

✗ Bauchschmerz mit Erbrechen,
✗ linksbetonter Kopfschmerz mit Augenbeteiligung:
✗ fehlende Pupillenreaktion und Augenrötung.
✗ Hyperalgesie der linken Gesichtshaut.

- Was Sie aus den Befunden noch ersehen können, ist, daß das primäre Geschehen wohl **NICHT** im Magen-Darm-Trakt liegt: die **BAUCHDECKEN** müßten sonst gespannter sein.

- Ferner kann man sagen, daß es sich nicht um ein primär entzündliches oder abwehrinduziertes Geschehen handelt, da die **BKS** normal ist.

- Auch die **PULS- UND BLUTDRUCKWERTE** sind angesichts der Situation (*heftige Bauchschmerzen*) wohl eher als **NORMAL** anzusehen.

☞ Bei einem Hirnschlag z. B. würde man Strömungsgeräusche über den großen Arterien (*Arteriosklerose*) erwarten und/oder eine große Blutdruckamplitude.

Somit ist anzunehmen, daß das Bauchweh mit Erbrechen wohl erst als **FOLGEERSCHEINUNG** aufgetreten ist; ev. im Zuge einer **ALLGEMEINEN ÜBERREAKTION DES VEGETATIVUMS**.

Um die Augensymptome einordnen zu können, führen Sie eine grobe Prüfung des Visus durch. Sie diagnostizieren, daß das linke Auge fast einen Visus von 0 hat, das rechte Auge ist offensichtig etwas weitsichtig. Die Patientin berichtet, daß sie seit 8 Jahren eine Brille trägt. Bei einer Palpation des Augenbulbus fällt auf, daß sich der linke Bulbus wesentlich härter anfühlt als der rechte.

3. Aufgabe:

Woher könnte die Augenveränderung kommen?

von einem akuten Glaukomanfall

Antwort:

✘ Von einem akuten Glaukomanfall.

Das **GLAUKOM** (*der grüne Star*) kann chronisch oder akut in Erscheinung treten.

- Das **CHRONISCHE GLAUKOM** geht ohne Schmerzen oder andere auffällige klinische Erscheinungen einher. Irgendwann bemerkt der Patient, daß er z. B. seine Zeitung nicht mehr so gut lesen kann, geht zum Augenarzt und dieser stellt dann das röhrenförmig eingeengte Gesichtsfeld mit der (*irreversiblen*) Sehnervenatrophie fest.

- Das akute Glaukom äußert sich im Glaukomanfall.

Der **AKUTE GLAUKOMANFALL** geht mit

- **STARKEM KRANKHEITSGEFÜHL** einher,
- mit **BAUCH- UND KOPFSCHMERZEN** und
- mit einer **AKUTEN SEHSTÖRUNG** im betroffenen Auge.

☞ Differentialdiagnostisch wichtig ist, daß sich der **BULBUS** im betroffenen Auge **HART** anfühlt (*erhöhter Druck*!).

💡 Im Anfall ist der Schlemm'sche Kanal akut verschlossen, so daß die Augenflüssigkeit nicht mehr nach außen abfließen kann. Durch den hohen Innendruck ist die **PUPILLENMOTORIK STARK GEHEMMT**.

Beim Vollbild ist die **PUPILLE**

- **WEIT**,
- **LICHTSTARR** und
- **ENTRUNDET**.

Ebenfalls wegen des hohen Innendruck kommt es zu einem **ÖDEM DER HORNHAUT** des Auges und damit zu starken **VISUSEINSCHRÄNKUNGEN**.

Die genaue Ätiologie des akuten Glaukoms ist noch nicht bekannt; man weiß jedoch, daß besonders das weitsichtige Auge betroffen ist und daß ein Anfall durch

- STRESS,
- ÜBERANSTRENGUNG oder
- VIEL KAFFEE

provoziert werden kann.

Wenn Sie auf eine nervale Genese getippt haben, bedenken Sie folgendes:

☞ Bei einer **AKUTEN ERBLINDUNG** (= *Störung im N. opticus*) müßte die **KONVERGENZREAKTION**, sowie die **INDIREKTE LICHTREAKTION ERHALTEN SEIN**.
Bei einer akuten Störung des **3. HIRNNERVEN** könnte man den gleichzeitigen **VISUSVERFALL** nicht erklären.
Wenn die Pupillenmotorik und der Visus an einem Auge gleichzeitig gestört ist, muß die Veränderung **IM AUGE SELBST** liegen.

Bei den akuten Veränderungen im Auge kämen in Frage:

- **NETZHAUTABLÖSUNG** (*geht aber* ***OHNE PUPILLENSTÖRUNGEN*** *einher*),
- **EINBLUTUNG** (*sichtbar, wenn die Vorderkammer betroffen ist;* ***KEINE PUPILLENSYMPTOME*** *wenn es sich um eine Netzhautblutung handelt*) oder
- **VERLETZUNGEN** (***ANAMNESE!***).

4. Aufgabe:

Was ist zu tun?

Einweis → ins
Krankenhaus!

Antwort:

✘ Einweisung ins Krankenhaus.

Beim **GLAUKOM** besteht immer die Gefahr der Erblindung.

Falls der Augeninnendruck nicht schnellstens medikamentös oder operativ gesenkt wird. kommt es zu einer irreparablen **ATROPHIE DES SEHNERVS.**

Bis zum Eintreffen in der Klinik haben sich heiße Senfmehlfußbäder als Notfallmaßnahme bewährt.

Aber auch nach dem erfolgreich therapierten Anfall sollte der Patient ständig seinen **AUGENDRUCK ÜBERWACHEN** lassen: es kann entweder

- zu **REZIDIVEN** kommen oder es kann
- ein **CHRONISCHES GLAUKOM** daraus entstehen.

➡ Das chronische Glaukom führt langsam und unbemerkt zur Erblindung.

Das Charakteristikum für das **CHRONISCHE GLAUKOM** ist das **RÖHRENFÖRMIG EINGE-ENGTE GESICHTSFELD.**

Husten

3.1. Ein 32jähriger Mann kommt zu Ihnen mit Husten. Der Husten sei im Rahmen einer Grippe aufgetreten; gestern sei etwas Blut beim Auswurf dabei gewesen.
Ihr Patient macht einen kranken Eindruck. Er berichtet, daß die Grippe mit Halsweh vor 1 Woche begonnen hatte, und im weiteren Verlauf Bronchitis und Fieber hinzugekommen wären. Auswurf wäre nur in geringen Mengen aufgetreten.
Seine Frau habe ihm bereits hochdosiert Vitamine gegeben; die Grippe sei jedoch nicht besser geworden, im Gegenteil, der Patient habe eher das Gefühl, die Krankheit verschlimmere sich.

Die Eigenanamnese ergibt, daß der Patient seit 12 Jahren 10 Zigaretten pro Tag raucht, mäßig Alkohol trinkt und sich abwechslungsreich ernährt.

1. Aufgabe:

Welche Aussage ist richtig:

A) Ein Bronchialkarzinom ist ausgeschlossen.
B) X Es handelt sich um ein akutes Geschehen.
C) Es handelt sich vermutlich um eine normale Grippe.
D) Es handelt sich vermutlich um eine Vitaminüberdosierung.

Antwort:

✘ Lösung B.

A) Leitsymptom des **BRONCHIALKARZINOMS** ist ein **BLUTIG TANGIERTES SPUTUM**.

☞ Nur wenn Sie eine **SICHERE** Erklärung haben, woher das Blut kommen könnte, können Sie die Diagnose Bronchial-Ca ad acta legen.

Denken Sie aber bitte daran: bei allen Karzinomen ist eine ***FRÜHDIAGNOSE*** *für die Prognose entscheidend.*

➡ ***ALSO LIEBER DEN PATIENTEN ZWEIMAL ZU OFT ZUR BRONCHOSKOPIE SCHICKEN ALS EINMAL ZU WENIG!***

B) Da die Erscheinungen erst vor einer Woche aufgetreten sind (*Grippe*), handelt es sich um einen **AKUTEN** Prozeß.

Recht viel mehr ist der Anamnese eigentlich noch nicht zu entnehmen.

C) Eine **NORMALE GRIPPE** zeigt **IM VERLAUF EINER WOCHE** eine **ÄNDERUNG DER KLINISCHEN ERSCHEINUNGEN**. Entweder sie wird progredient **SCHLIMMER** mit vermehrtem Auswurf, steigendem Fieber und allgemeinem, zunehmenden Krankheitsgefühl oder sie wird **LANGSAM BESSER**.

Entweder handelt es sich hier nicht um eine Grippe, oder es liegt eine **KOMPLIKATION** vor.

D) **ÜBERDOSIERUNGEN** von Vitaminen gibt es bei den Vitaminen **A** und **D**.

☞ Klinische Zeichen sind

- bei der **VITAMIN A-INTOXIKATION**
  - **KOPFSCHMERZEN,**
  - **MÜDIGKEIT,**
  - **REIZBARKEIT,**
- bei der **VITAMIN D-INTOXIKATION**
  - Zeichen der **HYPERCALCIÄMIE** mit Nierenversagen.

☞ Wenn der Patient **FIEBER** hat, können Sie auf jeden Fall sicher sagen, daß das **ABWEHRSYSTEM** aktiviert ist.

Mögliche differentialdiagnostische Ursachen für eine Aktivierung des Abwehrsystems sind

- Infektionen,
- Tumore oder
- ev. allergische Reaktionen.

Sie haben es sich mittlerweile angewöhnt, keine Diagnose ohne klinische Untersuchung zu stellen (oder ?).

Die Untersuchung ergibt:

RR 125/85, Puls 90; Fieber 38,7 °C. Die Senkung beträgt 32/58.
Die Lungenauskultationsbefunde sind eher uncharakteristisch, auch keine deutlichen bronchitischen Geräusche.
Die Herztöne sind rein, kein Nebengeräusche. Bauchdecken weich, Reflexstatus normal, kein Meningismus.

2. Aufgabe:

Es handelt sich um...

A) X eine Infektion.
B) einen Tumor.
C) einen Primärbefund, der außerhalb der Lunge liegen muß.

Antwort:

✗ Lösung A.

B) Ein **TUMOR** verursacht in der Regel **KEIN FIEBER** und eine **GERINGERE BESCHLEUNIGUNG DER BKS**.
Differentialdiagnostisch kam der Tumor in die Diskussion, da der Patient über Blut im Auswurf berichtete. Es gibt aber noch andere Ursachen dafür.

C) *Lassen Sie sich nicht irremachen, wenn kein klassischer Befund zu erheben ist; die meisten Ihrer Patienten werden sowieso mehr uncharakteristische Symptome aufweisen. Lassen Sie bei Ihren differentialdiagnostischen Überlegungen zunächst die uncharakteristischen Befunde beiseite und konzentrieren Sie sich auf die sicher pathologischen.*

A) Hinweisend auf die **INFEKTION** sind folgende Befunde:

- **FIEBER** mit Pulsbeschleunigung und
- die **BESCHLEUNIGTE SENKUNG**.

Jetzt stellt sich noch die Frage, welches Organsystem betroffen ist:

nachdem der Patient mit dem Symptom **HUSTEN** kam, ist es naheliegend, eine **INFEKTION DER LUNGE** anzunehmen.

☞ *Noch mal, zum merken: ein **UNCHARAKTERISTISCHER BEFUND** bedeutet **NICHT**, daß alles in Ordnung ist und schließt schon gar nicht einen pathologischen Befund aus. Möglicherweise würde man mit anderen Untersuchungsmöglichkeiten (Röntgen z. B.) trotz relativ normalem Auskultationsbefund Veränderungen nachweisen können.*

3. Aufgabe:

Um welche Lungeninfektion könnte es sich handeln:

A) eine akute Bronchitis
B) eine klassische Lobärpneumonie
C) ein Lungenemphysem
D) eine atypische Pneumonie

Antwort:

✗ Lösung D.

A) Eine **BRONCHITIS** geht wohl auch einmal mit **FIEBER** einher; meistens ist das Fieber aber nicht so hoch wie bei Ihrem Patienten.
Die Bronchitis könnte auch das **BLUT IM SPUTUM** erklären; unerklärt bleibt aber der eher trockenen **HUSTEN**, sowie der unveränderte Befund über 1 ganze Woche.
Auch die unkomplizierte akute Bronchitis verändert innerhalb kürzerer Zeit ihr klinisches Bild.

B) Die **KLASSISCHE LOBÄRPNEUMONIE** wird hervorgerufen durch den **STREPTOKOKKUS PNEUMONIAE.**
☞ **siehe Amtsarztfragen Infektionskrankheiten**
Wie der Name der Erkrankung schon sagt, spielt sich diese Pneumonie hauptsächlich in einem **EINZIGEN LUNGENLAPPEN** ab; man kann demzufolge sowohl einen charakteristischen **PERKUSSIONS-** als auch einen **AUSKULTATIONSBEFUND** erheben.

C) Das **LUNGENEMPHYSEM** ist keine Infektionskrankheit der Lunge.
Das Emphysem ist ein irreversibler Umbau der Alveolarstruktur mit Rarefizierung des kapillären Gefäßbettes.
Äußeres Kennzeichen des Emphysematikers ist der **FASSTHORAX**; pathophysiologisch handelt es sich um eine **VERMINDERUNG DER VITALKAPAZITÄT** bei Erhöhung des Residualvolumens.
Perkutorisch stellt man eine **VERMINDERUNG DER ATEMVERSCHIEBLICHKEIT** der Lungen-Zwerchfell-Grenzen fest sowie einen **HYPERSONOREN KLOPFSCHALL** über der gesamten Lunge.
Das Lungenemphysem geht bei unkompliziertem Verlauf weder mit einer BKS-Beschleunigung noch mit Fieber einher.

D) Also bleibt nur die **ATYPISCHE PNEUMONIE** übrig.
Als atypische Pneumonie bezeichnet man alle Lungenentzündungen, die **NICHT** vom Streptokokkus pneumoniae hervorgerufen werden (*und nicht nur auf einen Lungenlappen beschränkt bleiben*).

Ornithose

4. Frage:

Welche Arten von atypischen Pneumonien kennen Sie?

Hilfestellung: denken Sie an die Infektionskrankheiten!

Sie sollten dem Patienten eine (*die*) entscheidende Frage stellen!

Hatten sie in der letzten Zeit Kontakt mit Vögeln?

Atypische Pneumonien durch:

-> Viren
-> Legionella pneumophila
-> Streptokokken
-> Staphylokokken
-> Chlamydien (psittaci) -> Ornithose
-> Pneumocystis carinii
-> Mykobakterien

Antwort:

✗ Atypische Pneumonien können hervorgerufen werden durch:

- Viren,
- Legionella pneumophila, → aus dem Urlaub mitgebracht
- Streptokokken,
- Staphyllokokken,
- Chlamydien,
- Pneumocystis carinii, → bei AIDS
- Mykobakterien. → TBC bei Abwehrminderung

Die möglichen Fragen zur Anamneseergänzung lauten:

✗ **waren Sie in letzter Zeit in Urlaub?**
✗ **hatten Sie in letzter Zeit weitere Infektionen/ist eine Abwehrschwäche bekannt?**
✗ **hatten Sie in letzter Zeit Kontakt zu Vögeln?**

- **VIRALE PNEUMONIEN** kommen meist bei **ABWEHRGESCHWÄCHTEN** vor; bei **INTENSIV-PATIENTEN** oder bei **KLEINKINDERN**.

- Auch **STREPTOKOKKEN** und **STAPHYLLOKOKKEN** rufen nur in Ausnahmesituationen Pneumonien hervor.

- Die **LEGIONÄRSKRANKHEIT** kann man sich jedoch im **URLAUB** holen.
  Der Erreger sitzt in **BRAUSENKÖPFEN** und **KLIMAANLAGEN** und kann
  - zu akutem Fieber,
  - trockenem Husten und später
  - zu einer ZNS-Beteiligung führen.

- Eine **PNEUMOCYSTIS CARINII-PNEUMONIE** kommt bei **AIDS** vor.
  Normalerweise weiß der Patient, daß er AIDS hat; Kennzeichen von AIDS sind rezidivierende, schwer verlaufende Infektionen oder seltene Tumore.

- **MYKOBAKTERIEN** können **TUBERKULOSE** hervorrufen. Die Erstinfektion verläuft in der Regel unbemerkt; schlimmere klinische Auswirkungen hat die sog. **POSTPRIMÄR-TBC**, die sich Jahre nach der Erstinfektion manifestiert. Voraussetzung ist eine chronische **ABWEHRMINDERUNG**, z. B. beim **DIABETES MELLITUS**.

- Und jetzt kommt die, in unserem Fall wesentliche Frage: der **KONTAKT ZU VÖGELN**.
  Und tatsächlich: der Patient hatte ca. 14 Tage vor Ausbruch der Grippe auf seinem Speicher ein verlassenes Taubennest entfernt und war dabei natürlich auch mit dem **VOGELKOT** in Kontakt gekommen.
  Die **ORNITHOSE** (*Erreger* ***CHLAMYDIA PSITTACI***) wird durch Vogelkot übertragen; die Erreger überleben auch im trockenen Vogelmist noch sehr lange.
  Durch verschärfte Einfuhrbestimmungen und veterinärmedizinische Maßnahmen ist es heute nicht mehr wie früher, daß die Ornithose hauptsächlich durch importierte Vögel (Papageien) übertragen wird, heute sind die Überträger meist **TAUBEN**.
  Die Ornithose kann sehr fulminant verlaufen und kann auch das ZNS befallen.

☞ Sie ist deshalb **MELDEPFLICHTIG BEI VET** und fällt unter das **BEHANDLUNGSVERBOT** für den HP.

3.2. Ein 50jähriger Mann klagt über Atemnot und Husten.

Den Husten habe er schon länger, erzählt er, aber im letzten Vierteljahr sei zusätzlich Atemnot hinzugekommen. Er habe zwar noch nie viel Sport gemacht, aber jetzt habe er schon Schwierigkeiten, in den 2. Stock raufzulaufen.
Auf die Frage, ob Auswurf dabei sei, ergibt sich, daß der Patient etwas Auswurf (*etwa eine kleine Kaffeetasse voll*) pro Tag produziert. Der Auswurf ist gelblich-grün.
Die Eigenanamnese ergibt, daß der Patient sich in den letzten 2 Jahren schon nicht recht leistungsfähig gefühlt hatte, was er aber auf seinen beruflichen Streß zurückführt (*selbständig*). Abgenommen hat er nicht in der letzten Zeit; der Schlaf ist halbwegs gut, und beträgt ca. 6 Std/Nacht. Der Patient raucht seit 35 Jahren lt. eigenen Angaben 30/d, manchmal auch mehr. Alkohol trinke er schon mal.
Der Patient selbst wirkt kräftig und eher übergewichtig. Im Gesicht beginnendes Rhinophym und eine kräftige Gesichtsfarbe.

1. Aufgabe:

Welche Aussage ist richtig?

A) Der Patient ist sicher nicht schwer krank.
B) X Der Patient sollte weniger rauchen und trinken. auf alle Fälle
C) Da kein Blut im Sputum ist, kann es sich nicht um ein Bronchialkarzinom handeln.
D) Der Patient ist vermutlich nur überarbeitet.

Antwort:

✗ Lösung B.

B) Eine **BINSENWEISHEIT**, aber dennoch zutreffend. Bei chronischem **TABAKABUSUS** ist der **ZILIENSCHLAG** des Flimmerepithels **VERMINDERT** und der abgesonderte **SCHLEIM** der Becherzellen **ZU ZÄH**.

➡ Daraus resultiert

- ein **VERRINGERTER TRANSPORT** des mit Schadstoffen belasteten Schleims nach außen und
- eine verlängerte Einwirkzeit der Schadstoffe auf die Epithelzellen der Bronchialschleimhaut.

ALKOHOL verursacht ebenfalls einen verringerten Transport von Schleim nach außen; so daß sich, im Hinblick auf mögliche Schädigungen des Epithels Tabak und Alkohol bestens ergänzen.
*Wer schon diese Laster nicht lassen kann, sollte wenigsten 2 x pro Tag **INHALIEREN**, um die gröbsten Schäden zu mindern.*

A) Auch wenn ein Patient nicht besonders krank wirkt, könnte er trotzdem unter einer **PRIMÄR CHRONISCHEN** Erkrankung leiden, die auch **LETAL** enden könnte.
Man kann lediglich folgende Zuordnung treffen: wenn ein Patient krank aussieht, handelt es sich um etwas Akutes oder um etwas Chronisches im Endstadium.
☞ *Gerade chronisch Kranken sieht man in der Regel die Schwere ihrer Erkrankung nicht an.*

C) Das **BRONCHIALKARZINOM** hat als Leitsymptom die **BLUTBEIMENGUNG IM SPUTUM.**

☞ Das bedeutet, falls ein Patient über Blut im Sputum berichtet, sollten Sie die Diagnose Bronchial-Ca dringend erwägen.

☞ **KEINESFALLS IST DER UMKEHRSCHLUSS ZULÄSSIG, DASS EIN PATIENT, DER KEIN BLUT IM SPUTUM HAT, NICHT CA-GEFÄHRDET IST!**

D) Symptome der **ÜBERARBEITUNG** sind solche, die man auch als **VEGETATIVE DYSTONIE** bezeichnen kann: meist mehre Symptome aus verschiedenen Organgebieten: nicht nur Husten und Dyspnoe, sondern z. B. auch noch Symptome seitens des Kreislaufs und z. B. der harnableitenden Wege. Oft leiden solche Patienten auch noch unter Schlafstörungen.

Die körperliche Untersuchung ergibt: Patient mit bläulicher Haut im Hals- und oberen Thoraxbereich; weiterhin auffallend sind seine gebogenen Fingernägel (*das Nagelbett ist nicht gerade der Fingerkuppe aufsitzend, sondern quasi um die Fingerkuppe krallenförmig herumgebogen*). Der Hals wirkt, besonders von vorne, etwas gedrungen.
RR 175/95, Puls 85, kein Fieber. BKS 4/8.
Im Kopfbereich keine Auffälligkeiten, kein Meningismus.
Thoraxbereich: perkutorisch auffallend kleines Herz, Herztöne rein. Die Perkussion ergibt beidseits einen gleichmäßig hohlen Klopfschall, die Zwerchfellverschieblichkeit beträgt 1,5 Querfinger. Die Auskultation ergibt keinen sicher pathologischen Befund.

2. Aufgabe:

Welches Organsystem ist betroffen?

A) Herz
B) Lunge
C) Abwehrsystem/Infektion
D) Es handelt sich um mindestens 2 voneinander verschiedene Erkrankungen.

Antwort:

✗ Lösung B.

A) Wenn das **HERZ** pathologisch verändert ist, kann es seine **PUMPFUNKTION** nicht mehr erfüllen.
➡ Pathophysiologisch spricht man dann von einer **HERZINSUFFIZIENZ**.

Die **HERZINSUFFIZIENZZEICHEN** sollten Sie können:

- **LINKSHERZVERSAGEN**:
  - Nykturie,
  - niedriger Blutdruck,
  - schneller Puls und
  - Lungenödem;
- **RECHTSHERZVERSAGEN**:
  - Dyspnoe und
  - Zeichen des Rückstaus in die großen Körpervenen (*z.B. Knöchelödeme*).

Normalerweise erwartet man bei der Herzinsuffizienz ein **GROSSES, DILATIERTES HERZ**; ein zu kleines Herz spricht eher gegen eine Herzinsuffizienz.

Ferner ist der **BLUTDRUCK** des Patienten zu hoch und zum dritten müßte man als Zeichen des Rückwärtsversagens entweder **STAUUNGSZEICHEN** des Körpervenenkreislaufs (*Knöchelödeme z. B.*) erwarten oder basale Rasselgeräusche als Zeichen des Lungenödems auskultieren können.
Somit fällt die **HERZINSUFFIZIENZ** differentialdiagnostisch weg.

B) Wie bereits in der vorigen Frage ausgeführt, schließt ein unspezifischer Auskultationsbefund eine Lungenaffektion keineswegs aus. Hinweise auf die Lunge sind:

1. der anamnestische **HUSTEN**; mit Dyspnoe

2. die verbogenen Fingernägel; es handelt sich um **UHRGLASNÄGEL**.

- **UHRGLASNÄGEL** und
- eventuell auch **TROMMELSCHLEGELFINGER**

entstehen prinzipiell dann, wenn die **PERIPHERIE** entweder mit Sauerstoff oder mit Nährstoffen oder mit beidem **UNTERVERSORGT** ist.
Sie können also klinisch auftreten bei

- **CHRONISCHEN DURCHBLUTUNGSSTÖRUNGEN** (*Herzfehlern*)
  oder auch bei
- **CHRONISCHEN LUNGENFUNKTIONSSTÖRUNGEN**.

3. die **VERRINGERTE ZWERCHFELLVERSCHIEBLICHKEIT**.
Normalerweise müßte man mindestens eine Zwerchfellverschieblichkeit von 2 Querfingern erwarten (*bei ganz gesunden Patienten 4 Querfinger*). Offensichtlich ist die Veränderung der Lunge dergestalt, daß die **ATMUNG BEHINDERT** ist.

C) Eine **INFEKTION** ist bei dieser wunderbar normalen BKS ausgeschlossen.
☞ *Eine beschleunigte BKS weist immer auf eine Stimulierung des Abwehrsystems hin, eine **NORMALE BKS** schließt eine Beteiligung des Abwehrsystems aus.*

D) *Immer daran festhalten: ein guter Diagnostiker zeichnet sich dadurch aus, daß er pro Patient 1 Diagnose erstellt, die alle Symptome und Krankheitserscheinungen erklärt!*
*Ich weiß nicht, wie es Ihnen später in der Praxis ergehen wird; beim Amtsarzt handelt es sich aber auf jeden Fall immer um **eine** Diagnose!*

3. Aufgabe:

Welche chronische Lungenerkrankung geht mit einer verminderten Atemexkursion einher?

Wie können Sie in Ihrer Praxis die Diagnose verifizieren?
Welche Pathogenese hat die Erkrankung?

Antwort:

✗ Das Lungenemphysem.
✗ Der Patient kann keine Kerze auspusten.
✗ Die Erkrankung entsteht als Komplikation aus der chronischen Bronchitis.

Das **LUNGENEMPHYSEM** entsteht aus der **CHRONISCHEN BRONCHITIS.**
Die chronische Bronchitis führt zu einem Verlust der Elastizität der Knorpelspangen der Bronchien, so daß die Bronchien bei der Exspiration **KOLLABIEREN.**
➞ Dadurch entsteht ein Zustand ständiger **ÜBERBLÄHUNG**, der schließlich zu einem irreversiblen **UMBAU IN DEN ALVEOLEN** führt und die **ATMENDE OBERFLÄCHE** der Lunge **VERKLEINERT.**

Mit einem Spirometer kann man messen, daß bei der forcierten **AUSATMUNG** die Bronchien ab einem gewissen Zeitpunkt **KOLLABIEREN** und keine Luft mehr nach außen abgeatmet werden kann (***PATHOLOGISCHER TIFFENEAU-TEST***).
Deshalb kann der Patient beim nächsten Atemzug nicht mehr soviel einatmen (*es ist ja noch fast die ganze Luft im Thorax*) und er empfindet subjektiv eine **DYSPNOE.**

Die Verminderung des Luftstroms beim forcierten Ausatmen ist so stark, daß der Patient tatsächlich nicht mehr in der Lage ist, eine **KERZE AUSZUBLASEN.**
Ein weiterer, einfacher Test wäre, den Patienten schnell hintereinander ein- und ausatmen zu lassen. Beim Emphysematiker kann man eine deutliche **ZUNAHME DES THORAXUMFANGES** messen.

Da sich klinisch das Lungenemphysem aus der chronischen Bronchitis entwickelt, kann man anamnestisch schon über lange Zeit Husten mit Auswurf feststellen. Viele Raucher finden diesen Zustand jedoch fast schon normal. Leider kommen die meisten erst zur Vernunft, wenn es zu Komplikationen gekommen ist,

➡ beim Emphysem zur

- ▼ deutlich gesteigerten Dyspnoe.

Leider sind sämtliche Komplikationen der chronischen Bronchitis

- ▼ Bronchiektasen,
- ▼ Emphysem und
- ▼ Cor pulmonale **IRREVERSIBEL.**

BEI DER INSPEKTION kann man beim Emphysematiker den sogenannten **FASSTHORAX** feststellen: der Thorax befindet sich ständig in **INSPIRATIONSSTELLUNG.**

Auf den ersten Blick wirkt der Patient kräftig, auf den 2. Blick könnten Sie aber feststellen,

- daß die hinteren (*dorsalen*) Rippen **WAAGERECHT** verlaufen (*normalerweise verlaufen die hinteren Rippen schräg nach unten*!).
- Weiterhin kann man öfters **GEFÜLLTE SUPRACLAVICULARGRUBEN** feststellen:
  die **PLEURAKUPPEL** ist natürlich genauso mit Luft überfüllt wie der Rest der Lunge. Sie kann in der Schlüsselbeingrube sichtbar und tastbar sein (*dicker Hals*).
- **BEI DER PERKUSSION** stellt man einen **HYPERSONOREN (*HOHLEN*) KLOPFSCHALL** fest.

Da die überblähte Lunge z. T. das Herz verdeckt, erscheint das **HERZ PERKUTORISCH KLEIN.**

Aufgrund der Tatsache, daß sich der Thorax bereits dauernd in einer Inspirationsstellung befindet, kann das Zwerchfell beim Einatmen auch nicht mehr viel tiefer treten.

➡ Die **ZWERCHFELLVERSCHIEBLICHKEIT** ist stark eingeschränkt.

3.3. Eine 52jährige Frau, die Ihnen seit 5 Jahren bekannt ist, kommt zu Ihnen mit Husten. Der Husten sei mehr ein trockener, nicht besonders stark ausgeprägter Reizhusten, erzählt sie. Er sei vor etwa 6 Wochen aufgetreten und seit der Zeit relativ unverändert. Insgesamt fühle sie sich recht schlapp.
Aus der Eigenanamnese wissen Sie, daß die Patientin seit ca. 8 Jahren Diabetikerin ist. Es handelt sich um einen Diabetes Typ 2, den Sie, in Zusammenarbeit mit dem Hausarzt, hauptsächlich diätetisch therapieren. Die Zuckerwerte liegen nüchtern meistens zwischen 100 und 140 mg%; die Patientin hält sich größtenteils an die Ernährungsempfehlungen. Letztes Jahr hatte die Patientin eine hartnäckige Pilzinfektion am Großzehennagel.

Da Sie mittlerweile wissen, daß man immer eine körperliche Untersuchung macht, hier gleich die Ergebnisse:

Pupillenreaktionen normal, kein Meningismus. Herztöne rein, keine Geräusche; Lunge auskultatorisch frei. Beim tiefer Einatmung verzieht die Patientin das Gesicht. Zwerchfellverschieblichkeit 3 Querfinger; Nierenlager und Wirbelsäule nicht klopfschmerzhaft; Reflexe seitengleich auslösbar.

Zusätzlich zu diesen Befunden bemerken Sie, daß die Patientin nach dem Entkleiden naß geschwitzt ist. Auf Befragen sagt sie, daß ihr das in der letzten Zeit öfters passiere, auch bereits bei kleinsten körperlichen Anstrengungen.

1. Aufgabe:

Nennen Sie die bisher erhobenen pathologischen Befunde!

Antwort:

- ✗ Reizhusten seit 6 Wochen
- ✗ Patientin fühlt sich leistungsgemindert.
- ✗ Diabetikerin
- ✗ Schmerzen bei tiefer Inspiration.
- ✗ Patientin schwitzt bei geringen körperlichen Anstrengungen.

2. Aufgabe:

Ordnen Sie den pathologischen Befunden das passende Organsystem zu!

Antwort:

1.	Reizhusten:	Lunge, bzw. luftleitende Wege
2.	Leistungsminderung:	? (*meist Hinweis auf etwas Chronisches*)
3.	Diabetikerin:	Leber, Niere, Nerven, Abwehrsystem
4.	Schmerzen bei der Einatmung:	Pleura
5.	Schwitzen bei leichten körperlichen Anstrengungen:	Abwehrsystem

❶ Ein **TROCKENER, UNPRODUKTIVER HUSTEN** (*ohne Auswurf*) entsteht meist durch mechanische **REIZUNG DER BRONCHIALSCHLEIMHAUT** im oberen Bereich des Bronchialbaums.
Der Hustenreflex dient der Reinigung des Epithels von größeren Fremdkörpern und wird durch **DRUCK AUF DIE SCHLEIMHAUT** ausgelöst.
Außer von **FREMDKÖRPERN** kann ein solcher Druck von **TUMOREN** (*die z. B. auf die gegenüberliegende Seite des Bronchus drücken*) oder auch von **ÖDEMEN** der Schleimhaut hervorgerufen werden.

❷ Eine subjektiv empfundene **LEISTUNGSMINDERUNG** deutet meist auf eine **PRIMÄR CHRONISCHE**, organische Erkrankung hin.
In typischer Weise steht diese Leistungsminderung z. B. bei **ANÄMIEN** im Vordergrund.
Bei akuten Erkrankungen kommt der Patient und erzählt Ihnen, er sei krank, weil er .... (bestimmte, definierte Symptome) habe. Der allgemeine, unspezifische Leistungsverfall deutet mehr auf chronische Erkrankungen hin.

❸ Der **DIABETIKER** kann, allgemein gesprochen, alle seine Körperzellen nicht mehr optimal mit **ENERGIE** versorgen.
Dieses führt zwar in der Regel beim gut eingestellten Diabetes nicht direkt zu Nekrosen, die Zellfunktion ist aber **UNTEROPTIMIERT**.

➡ Dadurch kommt es bei besonders empfindlichen (*spezialisierten*) Organen zu dysfunktionalen Schädigungen:

- im Rahmen der **MIKROANGIOPATHIE** werden
  - die **RETINA**,
  - die **GLOMERULUMSCHLINGEN** und
  - die **NERVEN** bevorzugt geschädigt;

- die **MAKROANGIOPATHIE** stellt klinische eine Form der **ARTERIOSKLEROSE** dar.

Im Rahmen der allgemeinen sonstigen Schäden sind weiterhin solche Zellen betroffen, die einen **HOHEN STOFFWECHSELUMSATZ** haben:
➡ die **ABWEHRZELLEN**.

☞ *Deshalb ist beim Diabetiker immer mit einer Abwehrschwäche zu rechnen (was Sie z. B. zu einer besonders sorgfältigen Desinfektion vor Injektionen veranlassen sollte!).*

❹ **SCHMERZEN** bei tiefer Inspiration deuten auf eine **PLEURITIS** hin.

💡 *Wenn Sie sich an Ihren Physiologieunterricht beim Thema Lunge erinnern, dann wissen Sie, daß zwischen den beiden Pleurablättern ein Unterdruck herrscht. Je tiefer die Einatmung, desto negativer ist der intrapleurale Druck (desto größer ist der Unterdruck), so daß sich Schädigungen der Pleura bei **TIEFER INSPIRATION** am deutlichsten zeigen (im Gegensatz zu alveolären Schäden, zu Pneumonien, die beim Einatmen nicht viel schmerzhafter werden).*

❺ Eine **KRÄFTIGE ANREGUNG DES ABWEHRSYSTEMS** erkennt man prinzipiell an:

- **FIEBER,**
- einer **BESCHLEUNIGTEN BLUTKÖRPERCHENSENKUNGSREAKTION,**
- an einer **LEUKOZYTOSE.**

Problematischer zu diagnostizieren ist es, wenn das Abwehrsystem **NICHT MAXIMAL** angeregt ist. Es kommt dann zum sog. **NACHTSCHWEISS** (*kräftiges Schwitzen in den frühen Morgenstunden*) oder zum **VERMEHRTEN SCHWITZEN BEI LEICHTER KÖRPERLICHER TÄTIGKEIT.**

Dieses Schwitzen, wie auch der Nachtschweiß sind so stark, daß der Patient die **KLEIDUNG WECHSELN** muß.

Solche Patienten haben eine nur leicht beschleunigte Senkung.

☞ *Ein weiterer Hinweis in der Anamnese wären **INFEKTIONEN**, die zu chronischen Verläufen neigen.*

Zusammenfassend würde man zunächst eingrenzen können:

- vermutlich eine **CHRONISCHE INFEKTION MIT BETEILIGUNG DER LUNGE UND DER PLEURA;**
- eventuell **DURCH EINE VERMINDERUNG DER ABWEHRLEISTUNG** (*Diabetes*) bedingt.

☞ *Eine Infektion muß mit einer Beschleunigung der BKS einhergehen:*

Ihre Patientin hat eine Senkung von 23/43. Das Blutbild zeigt keine auffallenden Besonderheiten, Ihre Patientin hat kein Fieber.

3. Aufgabe:

Welche Aussage ist richtig?

A) Da der Lungenauskultationsbefund normal war, kann es sich nicht um eine Lungenentzündung handeln.
B) Die Patientin hat lediglich eine Rippenfellentzündung; vermutlich durch Unterkühlung.
C) Man sollte primär den Blutzucker kontrollieren.
D) Man sollte zur Sicherheit ein Röntgenbild anfertigen lassen.

Antwort:

✘ Lösung D.

A) Die klassische **LOBÄRPNEUMONIE** ist gut mit dem Stethoskop bzw. mit der Perkussion zu diagnostizieren:
Sie können deutlich abgegrenzte Befunde nur über **EINEM LUNGENLAPPEN** erheben. Die klassische Lobärpneumonie ist ja nicht umsonst die typische Pneumonie.
Bei den anderen atypischen Pneumonien sind die Befunde wesentlich weniger deutlich.

☞ Außerdem: meist ist es so, daß,

- **JE CHRONISCHER** ein Prozeß vonstatten geht,
- **DESTO GERINGER** sind die meß- oder hörbaren Abweichungen vom Normalzustand.

B) Eine **PLEURITIS** kann verschiedene Ursachen haben:

- Infektion,
- Blutungen,
- Karzinom,
- Lungeninfarkte,
- Oberbauchprozesse,
- Rheuma.

Nur aufgrund der Tatsache, daß man sich irgendwann mal die Füße verkühlt hat, bekommt man keine Pleuritis; eine Pleuritis ist in der Regel eine ***FOLGEERKRANKUNG****.*
Eine Pleuritis ist nicht harmlos und sollte abgeklärt werden. Hinzu kommt, daß Ihre Patientin zusätzlich den trockenen Husten hat und sich krank fühlt. Man sollte so etwas schon ernst nehmen.

C) **ATEMBESCHWERDEN** werden i. d. Regel von Prozessen in der Lunge, bzw. der umgebenden Strukturen verursacht.

Zucker macht
- Nervenschäden,
- Nierenschäden,
- Gefäßschäden und
- Augenschäden.

Sie können den Zucker natürlich messen, wenn Sie möchten; es ist jedoch nicht zu erwarten, daß Sie einen ursächlichen Zusammenhang zwischen der gemessenen Höhe des Blutzuckerspiegels und der Symptomatik Ihrer Patientin entdecken werden.

D) *Ganz richtig, mit diesen Informationen kommen Sie so nicht sehr viel weiter.*
☞ *Sie sollten im Auge behalten (und bis zum Beweis des Gegenteils annehmen), daß es sich um eine* ***CHRONISCH VERLAUFENDE INFEKTION DER LUNGE UND PLEURA*** *handeln könnte. Wenn Sie mit Ihren Diagnostika nicht mehr weiter kommen - es gibt ja noch die Schulmedizin.*

Der Vollständigkeit halber nehmen wir mal an, Sie bekommen das Röntgenbild innerhalb der nächsten zwei Tage:

es weist eine kleinfleckige Verschattung über der ganzen Lunge auf.

4. Aufgabe:

Welche chronisch verlaufende Infektionskrankheit ist durch relativ uncharakteristische Untersuchungsbefunde und im Röntgenbild durch eine schneegestöberähnliche Zeichnung der Lunge charakterisiert?

Antwort:

✗ Die Tuberkulose.

*Falls Sie Patienten bekommen, die uncharakteristische Labor- und Untersuchungsbefunde aufweisen, aber trotzdem offensichtlich krank sind, haben Sie den klassischen Fall, in dem Sie an **TBC** denken sollten.*

☞ Die Tbc ist auch als das **CHAMÄLEON UNTER DEN ERKRANKUNGEN** bekannt.
Die Besonderheit bei der Tbc ist die mögliche **REAKTIVIERUNG** der Erkrankung nach Jahrzehnten.
Die **PRIMÄRINFEKTION** verläuft meist **UNBEMERKT**; erst bei Abwehrschwächen (*z. B. beim Diabetes*) kommt es zu klinischen Erscheinungen. Die reaktivierte Tbc heißt auch **POSTPRIMÄR-TBC**.

Es kann dabei zu einer

- **TUBERKULÖSEN MENINGITIS** oder zur
- **MILIARTUBERKULOSE** mit hämatogener Streuung in alle Organe kommen.

Gerade die Postprimär-Tbc weist sehr **UNSPEZIFISCHE ZEICHEN** auf:

- Unlust,
- Konzentrationsschwäche,
- Ermüdbarkeit,
- Gliederschmerzen,
- subfebrile Temperaturen (*erhöhte Körpertemperatur, aber noch kein Fieber*),
- Brustschmerzen (*Pleura!*),
- Schweißausbrüche,
- eventuell Bluthusten.

Der **HUSTEN** ist bei der Postprimär-Tbc fast immer unproduktiv.

Wenn Sie den **VERDACHT EINER TBC** haben, gibt es 3 Möglichkeiten für den Arzt, die Diagnose zu verifizieren:

- ● die Tuberkulinprobe,
- ❍ Röntgen und
- ❐ den Erregernachweis.

● Die **TUBERKULINPROBE** nach Mendel-Mantoux oder der Tine-Test stellt fest, ob der Körper Tbc-Bakterien kennt. Wenn sich keine Quaddeln bilden, schließen die Tests eine Tuberkulose aus.

❍ Aus der **RÖNTGENAUFNAHME** ergibt sich, wie **AKTIV** die Tuberkulose ist. Das Röntgenbild bei Tbc ist schwierig zu beurteilen; Sie sollten aber wissen, daß eine
➠ **SCHNEEGESTÖBER-ZEICHNUNG** auf **MILIARTBC** der Lunge hinweist.

❐ Der **ERREGERNACHWEIS** ist das 3. Steinchen im Puzzle:
wenn die **SÄUREFESTEN MYKOBAKTERIEN** im Magensaft, Kehlkopfabstrich oder im Urin gefunden worden sind, gilt die Diagnose als gesichert.

Von diagnostischer Bedeutung ist die **TUBERKULÖSE PLEURITIS**: sie läutet meist den **BEGINN DER GENERALISIERUNG** des Krankheitsgeschehens ein.
Meistens befinden sich die nächsten Absiedlungen im Urogenitaltrakt; klinisch könnte es dann zu therapieresistenten, rezidivierenden **BLASENENTZÜNDUNGEN** kommen.

☞ *Denken Sie also immer dran: Tuberkulose tritt besonders gern bei Abwehrgeschwächten auf und ist* ***"CHARAKTERISIERT DURCH UNCHARAKTERISTIKA".***

3.4 Ein Ihnen unbekannter 42jähriger Mann kommt zu Ihnen mit starkem Husten. Der Husten bestehe eigentlich schon lang, aber in der letzten Zeit (*6 Wochen*) sei viel Auswurf dazu gekommen; ab und zu wäre auch wenig Blut dabei gewesen. Die Auswurfmenge betrage ca. 1 Kaffeetasse voll am Tag; der Auswurf tritt hauptsächlich morgens auf.

Die Eigenanamnese ergibt:

Ihr Patient raucht seit über 20 Jahren 15 Zigaretten am Tag. Seit 2 Jahren versucht er beständig, seinen Zigarettenkonsum zu vermindern und nimmt ein homöopathisches Mittel ein. Um welches Mittel es sich handelt, weiß er nicht.
In der letzten Zeit hatte er weniger gegessen und deshalb 3 kg in den letzten 2 Monaten abgenommen.
Der Schlaf ist gut; Ihr Patient schläft 6 Stunden am Tag; Wasserlassen und Stuhlgang sind normal. Am Wochenende spielt Ihr Patient mindestens 1 Stunde lang Squash.

1. Aufgabe:

Welche Aussage verrät Ihnen, daß Sie die Beschwerden Ihres Patienten ernst nehmen müssen?

Antwort:

✗ Die Änderung des Auswurfs.

Die normale Reinigung des Flimmerepithels erfolgt unbemerkt. Der Bronchialschleim wir durch die Flimmerbewegungen in Richtung Kehlkopf transportiert und dann verschluckt.
Dadurch erfolgt eine Abtötung der Erreger im Magensaft; die abgetöteten Erreger induzieren anschließend eine Antikörperbildung im Dünndarmepithel. Man könnte diesen Vorgang quasi als endogene Schluckimpfung betrachten.
In dem Moment, wo **AUSWURF** bemerkbar ist, liegt eine **ÜBERPRODUKTION VON SCHLEIM** und eine Vermehrung sekretorischer Zellen vor.

☞ **AUSWURF IST IMMER EIN ZEICHEN EINER CHRONISCHEN ÜBERBELASTUNG DES FLIMMEREPITHELS.**

Wenn sich das **BILD DES AUSWURFS ÄNDERT**, ist offensichtlich das schädigende Agens noch wirkungsvoller, so daß man die Änderung des Sputums bereits als

➠ **DROHENDE ORGANINSUFFIZIENZ** interpretieren muß.

Wenn Ihnen ein Patient erzählt, er habe jahrelang Husten mit Auswurf (beim Raucher nicht verwunderlich), so ist das als drohend erhobener Zeigefinger zu werten. Wenn sich der Auswurf ändert, ist das als letzter Hilferuf des Epithels anzusehen!

Der körperliche Untersuchungsbefund ergibt:

Ihr Patient ist überall stark behaart. Auf Befragen gibt er an, daß die Haare erst im letzten halben Jahr so stark gewachsen wären. Im Kopfbereich ist kein pathologischer Befund zu erheben, Herztöne sind rein, keine Geräusche.
Bei der Lungenauskultation fragliche feinblasige Rasselgeräusche rechts basal, etwa auf Handtellergröße, restliche Lunge frei. Zwerchfellverschieblichkeit 4 Querfinger; Nierenlager und Wirbelsäule nicht klopfschmerzhaft.
Urinbefund (Teststäbchen) normal; Reflexe seitengleich lebhaft auslösbar. Die Blutsenkung beträgt 26/41. Die Körpertemperatur ist normal.

2. Aufgabe:

Zählen Sie alle bisher erhobenen pathologischen Befunde auf und ordnen sie Sie, wenn möglich, bestimmten Organen zu!

Antwort:

1.	Husten mit z. T. blutigem Auswurf	Lunge.
2.	Raucher	Lunge; allgemeine Schadstoffbelastung des Organismus.
3.	Gewichtsabnahme	?
4.	starke Behaarung	?
5.	Rasselgeräusche rechts basal	Lunge, Ödembildung
6.	Beschleunigte Blutkörperchensenkungsreaktion	Reaktion der Abwehr.

1) **HUSTEN MIT AUSWURF** deutet auf Veränderungen der Bronchialschleimhaut hin. Wie bereits vorne im Text ausgeführt, entsteht **HUSTEN** durch Druck (*Ödem, etc*) auf das Epithel, **AUSWURF** ist Zeichen einer chronischen Schädigung des Epithels.

☞ ***BLUT IM AUSWURF*** *stellt immer eine Indikation zur genauen Abklärung der Blutungsursache dar.*

2) **RAUCHEN** führt zu einer (*vermeidbaren*) Schadstoffbelastung des Organismus. Rauchen gilt z. B. als Kofaktor bei vielen **KREBSARTEN** und vermindert allgemein die zelluläre Energieversorgung.

3) *Gewöhnen Sie es sich an, sich an* ***FAKTEN*** *zu halten; interpretieren können Sie, wenn Sie alle Tatsachen gesammelt haben. Wenn Sie sich zu früh eine Meinung bilden, laufen Sie Gefahr, daß alle Befunde in dieser einen Richtung interpretiert werden; d. h. Sie können Wesentliches übersehen!*

Eine **GEWICHTSABNAHME** besagt zunächst, daß im Körper ein **ERHÖHTER ENERGIEUMSATZ** stattfindet.

Dieses kann der Fall sein

- bei einer chronischen Infektion, bzw.
- bei einer chronischen Stimulation der Abwehr.
- Eine andere Möglichkeit ist die **VERMINDERTE AUFNAHME VON NÄHRSTOFFEN**, wie es z. B. bei der exokrinen **PANKREASINSUFFIZIENZ** (*Fettstuhl*) der Fall sein kann. Fettstuhl ist von Ihrem Patienten nicht angegeben worden.

☞ *Noch ein Hinweis: nie Interpretationsmöglichkeiten von außen aufgreifen! Egal mit welcher Erklärung oder Diagnose der Patient kommt, erlaube Sie sich den Luxus einer* ***EIGENEN MEINUNG!***

4) Eine **ÜBERMÄSSIGE BEHAARUNG** läßt primär an ein **HORMONELLES GESCHEHEN** denken.
In der Anamnese gibt es jedoch keine weiteren Befunde für eine primäre Hormonstörung, so daß man hier nichts Konkretes sagen kann.

5) **BASALE RASSELGERÄUSCHE** weisen auf eine Flüssigkeitsansammlung in den Alveolarräumen hin.

Dieses **ÖDEM** kann aufgrund

- einer **INFEKTION,**
- einer **HERZINSUFFIZIENZ** oder
- einer sonstigen **ABFLUSSTAUUNG** entstehen.

Bei Ihrem Patienten können Sie eine Herzinsuffizienz **AUSSCHLIESSEN**, da die fraglichen Rasselgeräusche nur in einem relativ kleinen Gebiet hörbar sind.

6) *Und wieder die Senkung! Wissen Sie noch: die beschleunigte Senkung ist ein ziemlich sensibler Parameter zur Funktionsdiagnostik des **ABWEHRSYSTEMS**.*
→ *auch schon bei einer kleinen Anregung ist die BKS beschleunigt.*

- Bei schweren Infektionen liegen die Werte zwischen 30 und 60 mm / in der ersten Stunde,
- bei leichteren Anregungen des Abwehrsystems entsprechend niedriger.

*Prinzipiell sollten alle Werte **ÜBER 10 MM** / in der ersten Stunde abgeklärt werden.*

3. Aufgabe:

Lesen Sie sich noch mal Ihre gesammelten pathologischen Befunde durch und stellen Sie eine Verdachtsdiagnose!

Antwort:

✘ Bronchial-Karzinom.

*Bei Verdachtsdiagnosen nimmt man immer das Schlimmste an. Prinzipiell gilt: wenn irgendwo **BLUT** im Spiel ist, ist ein **KARZINOM** als Ursache möglich.*

Es ist keine zwingende Schlußfolgerung, daß tatsächlich ein Ca vorliegt, aber es sollte in Erwägung gezogen werden.

Karzinompatienten sollten **DRINGEND** schulmedizinischer Diagnostik und Therapie (***OPERATION***) unterzogen werden; manchmal können einige Wochen entscheidend sein.
☞ *Deshalb ist es vorrangig, erst schulmedizinisch ein Karzinom ausschließen zu lassen, bevor Sie sich zu langwierigen alternativmedizinischen Behandlungen entschließen.*
WENN SICH HINTERHER HERAUSSTELLT, DASS IHRE BEHANDLUNGSVERSUCHE ERFOLGLOS GEBLIEBEN SIND (WEIL SIE DIE RICHTIGE DIAGNOSE NICHT ERKANNT HABEN), KANN ES FÜR IHREN PATIENTEN BEREITS ZU SPÄT SEIN.

Hinweisend auf ein Karzinom sind folgende Befunde:

1. die **BESCHLEUNIGTE BKS.**
   Die BKS besagt, daß das Abwehrsystem in Aktion ist, d. h. bei einer mittleren Senkungsbeschleunigung kann es sich entweder um

   - **CHRONISCHE INFEKTIONEN** oder
   - um einen **BÖSARTIGEN TUMOR** handeln.

2. Die **GEWICHTSABNAHME.**
   Wie vorne schon erwähnt:
   ☞ *Übernehmen Sie nie Diagnosen oder Begründungen für Befunde von anderen. Bilden Sie sich Ihr eigenes Urteil.*
   *Eine Gewichtsabnahme **KANN** daher kommen, daß der Patient abnehmen wollte, sie **MUSS** es aber nicht.*

3. Der Patient ist langjähriger **RAUCHER.**

4. Der Patient hat Hinweise auf eine **ÜBERLASTUNG DES BRONCHIALSYSTEMS.**

5. Das **LEITSYMPTOM: BLUT IM SPUTUM.**
   Differentialdiagnostisch käme hier auch eine akute Bronchitis in Frage, die jedoch dramatischere Symptome machen würde.

In praxi ist es keinesfalls eine Schande, den Patienten lieber zweimal zu oft zur Bronchoskopie zu schicken als einmal zuwenig.

☞ *Für die Fortgeschritteneren unter Ihnen ist die auffallende **BEHAARUNG** ebenfalls ein Hinweis auf ein Karzinom.*
*Manche Tumore verursachen sogenannte **PARANEOPLASTISCHE SYNDROME.***
*Paraneoplastische Syndrom sind **FERNWIRKUNGEN** eines bösartigen Tumors, die durch die Sekretion von hormonähnlichen Substanzen verursacht werden.*
*Paraneoplastische Syndrome können auch schon bei einem **KLEINEN TUMOR** sehr ausgeprägt sein und können deshalb wertvolle Hinweise bei der **FRÜHDIAGNOSE** geben.*

Im Bronchialbereich verursacht besonders das **KLEINZELLIGE BRONCHIALKARZINOM** paraneoplastische Syndrome:

- es gibt die sog. **HYPERTROPHISCHE OSTEOPATHIE**, eine Art **WEICHTEILRHEUMATISMUS** besonders an den distalen Partien der Extremitäten mit vegetativen Regulationsstörungen und Ausbildung von Trommelschlegelfingern.
- eine **POLYNEURITIS** mit peripheren Reflexveränderungen und Parästhesien
- **HAUTZEICHEN**, wie
  - übermäßige Behaarung,
  - Pigmentveränderungen oder
  - Hyperkeratosen
- oder auch **ENDOKRINE ZEICHEN**:
  - M. Cushing,
  - Hyperglykämie und
  - Hypoglykämie, sowie
- **NIERENFUNKTIONSSTÖRUNGEN**.

Der Tumor selbst kann direkt nur (*vom Schulmediziner*) durch

- **BRONCHOSKOPIE** oder
- **SPUTUMUNTERSUCHUNG** nachgewiesen werden.

Sie als Diagnostiker in der vordersten Reihe können nur die Verdachtsdiagnose stellen, und den Patienten in die Klinik schicken.

☞ *Ein anderer Hinweis (außer dem blutigen Sputum) auf ein Ca wären Thoraxschmerzen, besonders, wenn sie an einer einzigen Stelle lokalisiert sind.*

Je früher der Patient in die Klinik kommt, desto größer sind seine Heilungs- bzw. Überlebenschancen.

Kopfschmerz

4.1. Eine 35jährige Frau kommt zu Ihnen wegen Kopfschmerzen.
Die Kopfschmerzen treten anfallsweise auf; während einer solchen Schmerzattacke treten auch Sehstörungen in Form von Blitzen auf. Der erste Kopfschmerzanfall dieser Art trat vor zweieinhalb Jahren auf, der jüngste Anfall war vor 2 Tagen. Die Kopfschmerzanfälle kommen unregelmäßig mit einer Frequenz von etwa 6 pro Jahr.

Aus der Eigenanamnese ergibt sich:

Die Patientin ist sonst recht gesund, hatte keine besonderen Kinderkrankheiten und ernährt sich vollwertig und bewußt. Seit 2 Jahren trägt sie eine Brille wegen einer leichten Kurzsichtigkeit. Während der Pubertät ist eine Akne durch den Hautarzt behandelt worden. Sie hat weder Nachtschweiß noch Fieber, keine Nykturie und ihre Periode ist regelmäßig. Sie hat auch nur wenig Beschwerden während der Periode. Sie ist seit 14 Jahren verheiratet und hat 2 Kinder im Alter von 11 und 13.

1. Aufgabe:

Welche Aussage/n ist/sind richtig?

A) Die Patientin muß sofort in die Klinik.
B) Die Patientin muß sofort zum Augenarzt.
C) Es handelt sich um eine akute rezidivierende Erkrankung.

Antwort:

✗ Lösung C.

A) Sofort in die **KLINIK** muß die Patientin, wenn es sich um einen **LEBENSBEDROHLICHEN ZUSTAND** handelt.

Lebensbedrohliche Zustände liegen vor bei (*drohenden*) **INSUFFIZIENZEN**

- des **HERZ/KREISLAUFSYSTEMS** (*Herzaffektionen, Gefäßaffektionen oder auch bei Flüssigkeitsumverteilungen wie z. B. bei der Peritonitis*),
- der **LUNGE** oder
- des **GEHIRNS** (*komatöse Zustände*).

Die meisten anderen Erkrankungen sind relativ langsam progredient, so daß es durchaus noch reicht, wenn Sie für Ihren Patienten einen Termin beim Facharzt in den nächsten Tagen vereinbaren (z. B. bei Krebsverdacht).

B) Ja, die geschilderten **AUGENSYMPTOME** sind schon beeindruckend und könnten auf eine Netzhautablösung hinweisen. Um Ihren Verdacht zu verifizieren, sollten Sie jedoch noch genauer nachfragen! Immerhin hat die Patientin diese Krankheit schon seit 2 1/2 Jahren.

☞ *Ein Leitsymptom soll Ihren Verdacht auf eine bestimmte Krankheit lenken, ersetzt aber nicht eine vernünftige Anamnese!*

C) Eine akute Erkrankung ist ein einmaliges Krankheitsereignis, das aus voller Gesundheit heraus einsetzt und Krankheitserscheinungen produziert (*Beispiel: Schnupfen*).
Bei öfters auftretenden Attacken spricht man von akut rezidivierenden Erkrankungen.

Es ist jetzt Ihre Aufgabe abzuchecken, in wieweit eine Progredienz (Verschlechterung) vorliegt, bzw. ob die Ursache schulmedizinisch effektiver behandelt werden kann.

Der körperliche Untersuchungsbefund ergibt:

RR 115/75, Puls 72. Im Kopfbereich kein pathologischer Untersuchungsbefund, insbesondere sind die Pupillenreaktionen völlig normal. Reflexe schwach seitengleich auslösbar; Nierenlager und Wirbelsäule klopfschmerzfrei. Bauchdecken weich; BKS 4/7 mm.
Die Herztöne sind leise hörbar, keine Geräusche; Lungengeräusche beidseits normal, Atemverschieblichkeit 4 Querfinger.

2. Aufgabe:

Es handelt sich am ehesten...

A) um einen Normalbefund.
B) um ein beginnendes Lungenemphysem.
C) um einen Herzfehler im weitesten Sinne.
D) um eine chronische Infektion.

Antwort:

✗ Lösung A.

B) Die **ATEMVERSCHIEBLICHKEIT** von 4 Querfingern weist auf einen guten Funktionszustand der **LUNGE** hin.

☞ Beim **EMPHYSEM** würde man eine verminderte Atemverschieblichkeit (*unter 2 Querfingern*) erwarten, sowie eine permanente Inspirationsstellung des Thorax:

➟ den **FASSTHORAX**.

C) Herzfehler i. w. S. können

1. von **KLAPPENFUNKTIONSSTÖRUNGEN** herrühren. In diesem Fall würde man einen pathologischen Auskultationsbefund erwarten.

2. von **KORONARINSUFFIZIENZEN**. Die koronare Herzkrankheit macht sich mit Rhythmusstörungen, Angina pectoris oder Herzinfarkt bemerkbar.

3. mit einer **HERZINSUFFIZIENZ** einhergehen.
   Die Zeichen der Herzinsuffizienz sollten Sie kennen.

   - Die **LINKSHERZINSUFFIZIENZ** geht am Beginn mit Nykturie einher, später mit basalen Rasselgeräuschen (*basales Lungenödem*) und mit einem verminderten Auswurfvolumen (*niedriger Blutdruck, periphere Zyanose*).
   - Die **RECHTSHERZINSUFFIZIENZ** geht mit Stauungszeichen des venösen Systems einher (*gestaute Halsvenen, Leberdruckschmerz, Knöchelödeme*) und mit einer Minderperfusion der Lunge (*zentrale Zyanose*).

Keines der aufgeführten Symptome tritt bei Ihrer Patientin auf; einen Herzfehler i. w. S. kann man also ausschließen. Ihre Patientin hat lediglich einen niedrigen Blutdruck; ihr Herzminutenvolumen (*die Amplitude zwischen systolischem und diastolischem Wert*) ist aber normal.

D) Eine **CHRONISCHE INFEKTION** kann aufgrund der normalen **BKS** ausgeschlossen werden.
Die BKS ist ein sehr empfindliches Instrument, wenn es darum geht, nachzuforschen, ob das Abwehrsystem angeregt ist. Ein erhöhter BKS-Wert sagt allerdings nicht aus, worin die Ursache hierfür liegt.
Wenn die Senkung im Normbereich ist, kann man Infektionen oder (*bösartige*) Tumore mit ziemlicher Sicherheit ausschließen.

Eine normale Senkung ist

- bei der Frau 8 bis maximal 10 mm / in der ersten Stunde,
- beim Mann 3 bis 6 mm.

A) Es handelt sich tatsächlich um einen Normalbefund.

☞ *Nun, Ihre Untersuchung hat Sie nicht besonders weit gebracht, also fragen Sie Ihre Patientin noch etwas aus!*

Am besten, Sie lassen sich die Anfälle etwas genauer beschreiben:

Die Anfälle kommen aus heiterem Himmel, sie sind weder mit Nahrungsaufnahme zu beeinflussen, noch treten sie beispielsweise nach einem Ehestreit auf.
2 Stunden vor der eigentlichen Attacke meint Ihre Patientin, eine Grippe zu bekommen. Die Gliedmaßen werden schwer und sie hat das Gefühl, sich ins Bett legen zu müssen.
In dieser Zeit ist sie auf Gerüche sehr empfindlich; besonders schlecht verträgt sie dann Zigarettenrauch (*ihr Mann ist Raucher*).
Geräusche empfindet sie fast als schmerzhaft. Im weiteren Verlauf wird es ihr von Magen her schlecht; meistens muß sie sich mehrmals übergeben.
Direkt man dem Erbrechen geht es ihr kurzfristig besser; die Besserung hält aber maximal 10 Minuten an.
Die Kopfschmerzen kommen kurz nach der Übelkeit und sind hauptsächlich links lokalisiert.
Die Blitze treten gleichzeitig mit den Kopfschmerzen auf und gehen mit Sehstörungen einher; die Patientin sieht bis zum Ende des Schmerzanfalls nur mehr verschwommen.
Die Kopfwehattacke dauert in der Regel bis zum nächsten Morgen; die Sehstörungen sind bis dahin auch verschwunden.

3. Aufgabe:

Es handelt sich um...

A) eine Petit-Mal-Epilepsie.
B) einen Glaukomanfall.
C) Migräne.
D) ein psychosomatisches Geschehen.

Antwort:

✗ Lösung C.

A) Eine **EPILEPSIE** ist differentialdiagnostisch zu überlegen bei unklaren **BEWUSSTLOSIGKEITS-ZUSTÄNDEN**.
Die Epilepsie des Erwachsenen geht eventuell mit Vorboten (*Aura*) einher,

- wie unangenehme Geruchshalluzinationen,
- déjà-vu-Erlebnissen,
- Zeit- oder Raumdimensionsverschiebungen, etc.,

die, für den Patienten direkt in einen Bewußtlosigkeitszustand münden. Der Patient selbst weiß i. d. R. nichts vom **INITIALSCHREI** und den **KRÄMPFEN**.

Nach dem Anfall folgt ein **TERMINALSCHLAF**, aus dem die Patienten wie zerschlagen erwachen.

Eine **PETIT-MAL-EPILEPSIE** ist eine **KINDLICHE EPILEPSIE**. Sie kann sich

- in Blitz-Nick-Salaam-Krämpfen,
- in myoklonisch-astatischen Anfällen,
- in Pyknolepsie, oder
- Impulsiv-Petit-Mal äußern.

Aber auch hier geht jeder Anfall mit einem, wenn auch z. T. nur kurz dauernden Bewußtseinsverlust einher.
☞ Zur Verifizierung der Verdachtsdiagnose Epilepsie läßt man ein EEG schreiben.
➠ Kennzeichen: spikes and waves.

B) Ein **GLAUKOMANFALL** geht auch mit Kopfschmerzen einher. Im Gegensatz zu Ihrer Patientin sind aber diese Schmerzen und die begleitenden vegetativen Symptome beim akuten Glaukomanfall so stark, daß sie sogar mit einem akuten Abdomen verwechselt werden können. Abortive Verläufe gibt es beim akuten Glaukom nicht.

D) Für ein **PSYCHOSOMATISCHES GESCHEHEN** sind die geschilderten Symptome zu wenige. *Der Psychosomatiker klagt über eine Vielzahl verschiedener Symptome (aus verschiedenen Organgebieten), und das meistens nicht zu wenig.*

☞ *Außerdem lassen sich psychosomatische Beschwerden fast immer in Zusammenhang mit einer auslösenden **KONFLIKTSITUATION** bringen.*

C) **MIGRÄNE** ist eine bestimmte Art von **KOPFSCHMERZ**, die **ANFALLSWEISE** auftritt. Im klassischen Fall ist dieser Kopfschmerz **EINSEITIG** und geht mit einer Reihe von **VEGETATIVEN SYMPTOMEN** einher.

Es gibt Migräneformen, die mit **NEUROLOGISCHEN AUSFALLSSYMPTOMEN** einhergehen:
➡ die **MIGRAINE ACCOMPAGNÉE**.

MIGRÄNESCHMERZEN werden in der Regel als **DUMPF**, eventuell **PULSIEREND** geschildert. Das Vollbild entwickelt sich innerhalb von einer halben Stunde bis einem halben Tag.

Die Kopfschmerzen gehen einher

- mit **ÜBELKEIT UND ERBRECHEN**,
- **REIZBARKEIT** und
- einer Überempfindlichkeit gegenüber **GERÄUSCHEN**, **GERÜCHEN** und **LICHTREIZEN**.

Die Beschwerden klingen normalerweise langsam ab; eventuell erst nach einem Schlaf.

☞ Bei einer Migraine accompagnée können als neurologische Symptome

- **LÄHMUNGEN** (*bis zu kompletten Halbseitenlähmungen*),
- **PARÄSTHESIEN**,
- **SPRACHSTÖRUNGEN** oder
- **AUGENSYMPTOME** auftreten.

Nach den heutigen Erkenntnissen ist die Migräne eine pathologische **KONSTRIKTION INTRAKRANIELLER ARTERIEN**, die zu einer elektrischen Untererregbarkeit diverser Hirnareale führt. Migräne tritt meistens bei **JÜNGEREN FRAUEN** auf, die unter **CHRONISCHER BELASTUNG** stehen (*Migräne ist keine eigentliche Akutreaktion*).

Migränepatienten empfiehlt man, Alkohol, Schokolade und Käse einzuschränken, sowie für ausreichend Schlaf und gut gelüftete Räume zu sorgen.

Manchmal kann auch ein subklinischer Glucosemangel einen Migräneanfall auslösen (Beispiel: länger Arbeit am Computer oder konzentriertes Lernen über mehrere Stunden hinweg.)

☞ *Lüften Sie also, falls Sie zu Kopfschmerzen neigen, ab und zu Ihr Studierzimmer, machen Sie alle 2 Stunden 10 Kniebeugen und sorgen Sie für eine vollwertige Ernährung mit kleinen Mahlzeiten über den ganzen Tag verteilt.*

4.2. Eine 76jährige Patientin kommt zu Ihnen in die Praxis. Das heißt, eigentlich wird sie von ihrer Tochter gebracht. Ihre Patientin sagt sehr wenig. Die Tochter erzählt, daß ihre Mutter bis vor ca. 2 Wochen gesundheitlich recht gut auf der Höhe war, seit dieser Zeit aber deutlich abgebaut habe. Bis auf mäßig ausgeprägte Kopfschmerzen habe ihre Mutter keine Schmerzen oder sonstige Befindlichkeitsstörungen.
Auf Ihre Frage hin bestätigt Ihre Patientin mit leiser Stimme und knappen Worten, daß sie ab und zu Kopfweh habe. Wie sich der Kopfschmerz anfühle (*drückend, hell, stechend*) und wo der Kopfschmerz lokalisiert sei, kann die Patientin nicht beantworten. Sie deutet lediglich mit beiden Händen an die Seiten ihres Kopfes.

Aus der Eigenanamnese ergibt sich:

Die Patientin ist seit 12 Jahren Diabetikerin und nimmt deswegen regelmäßig Tabletten ein.
Die Tabletteneinnahme und auch die Diätvorschriften hält sie, nach Angaben der Tochter, weitestgehend ein.
Letzten Winter hatte sie einen grippalen Infekt, bei dem sie 2 Tage im Bett gelegen war.
Ab und zu habe sie Knöchelödeme (*besonders im Sommer*); die Tochter führt diese Knöchelödeme auf die Varikosis Ihrer Patientin zurück.
Ab und zu (*aber eher selten*) habe die Patientin Kreuzschmerzen. Vor 24 Jahren sei ihr ein Muttermal entfernt worden; in der histologischen Aufarbeitung waren keine malignen Zellen entdeckt worden.

Untersuchungsbefund:

Übergewichtige, blasse Patientin mit mäßiger Varikosis beider Beine. Z. Zt. keine Knöchelödeme feststellbar. Der Blutdruck ist 185/90, Puls 70. Die Pupillenreaktion des rechten Auges erscheint verlangsamt und die Pupille etwas weiter zu sein als die linke, ansonsten keine pathologischen Zeichen im Kopfbereich.
Die Herztöne sind rein mit einen leisen systolischen Geräusch über der Aortenklappe. Über den Karotiden ist beidseits ebenfalls ein leises Strömungsgeräusch hörbar. Die Lunge ist auskultatorisch und perkutorisch in Ordnung; die Atemverschieblichkeit beträgt 3 Querfinger. Nierenlager und Wirbelsäule sind klopfschmerzfrei.
Bei der Reflexprüfung fällt auf, daß die Muskeleigenreflexe am linken Arm deutlicher sind als am rechten Arm. Die Beinreflexe sind seitengleich, das Zeichen nach Babinsky ist negativ, die Bauchhautreflexe sind nicht auslösbar.

1. Aufgabe:

Welche der erhobenen Befunde sind pathologisch?
Ordnen Sie, soweit möglich jedem Befund ein Organsystem zu!

Antwort:

1.	Patientin spricht wenig	Antriebsstörung
2.	Kopfschmerzen	?
3.	Diabetikerin	Stoffwechselstörung; betrifft jede Zelle des Körpers
4.	Knöchelödeme	Varikosis?
5.	Übergewicht	?
6.	Blutdruckamplitude hoch	hohes HMV ? Herzminutenvolumen
7.	Pupillenreaktion rechts verlangsamt; Mydriasis	Schädigung des N. oculomotorius
8.	Systolikum über der Aorta	Aortenklappenstenose
9.	Strömungsgeräusch über den Karotiden	Arteriosklerose
10.	MER linker Arm deutlicher Muskeleigenreflexe	Nervensystem

2. Aufgabe:

Ordnen Sie die Befunde nach den jeweiligen Organsystemen!

Antwort:

A) Nervensystem:

- leise Sprache, knappe Antworten (1),
- Pupillenreaktionen re (7),
- MER li deutlicher (10)

B) Herz/Kreislauf:

- Knöchelödeme - Varikosis (4) im venösen System;
- hohe Blutdruckamplitude (6),
- aortales Systolikum (8),
- Karotidengeräusch (9) im arteriellen System.

C) Sonstiges:

- Allgemeinveränderungen bei Diabetes (3) und
- bei Adipositas (5);
- Kopfschmerzen -?(2)

3. Aufgabe:

Versuchen Sie eine Interpretation der Befunde der Punkte Ⓐ und Ⓑ in Hinblick auf die zugrundeliegende Veränderung!

Antwort:

A) cerebraler Prozeß
B) Varikosis/Arteriosklerose

A) *Bei Patienten, die* ***MÜDE*** *wirken, aber nicht über Schlafstörungen klagen, ist prinzipiell Vorsicht geboten. Besonders bei einer ähnlichen Symptomenkonstellation wie in diesem Fall, bei der der Abbau relativ plötzlich eingetreten ist.*

☞ Müde, teilnahmslose Patienten können an einer **UNSPEZIFISCHEN SCHÄDIGUNG DES GROSSHIRNS** leiden; diese Müdigkeit wird dann, bei unsachgemäßer Behandlung/Diagnose immer mehr zunehmen und nahtlos in ein **KOMA** übergehen.

☞ Unspezifische (*allgemeine*) Schädigungen des Gehirns betreffen immer **GRÖSSERE BEZIRKE** als spezifische.

- **SPEZIFISCHE** Schädigungen können durch **INFARKTE** oder **EINBLUTUNGEN** hervorgerufen werden und führen zu **HERDSYMPTOMEN**, von denen man auf die Lokalisation der Schädigung schließen kann.

- **UNSPEZIFISCHE** Schädigungen können u. a. durch **STOFFWECHSELENTGLEISUNGEN**, wie z. B. beim Leberkoma oder bei Hormonentgleisungen hervorgerufen werden und führen primär zu Bewußtlosigkeitszuständen. Komata entwickeln sich in der Regel **LANGSAM**;

➡ das klinische Bild entspricht einem immer schläfriger werdenden Patienten, der irgendwann nicht mehr aufwacht.

☞ *Merke: Ihre diagnostische Kunst können Sie vor allem bei solchen Patienten unter Beweis stellen, die* ***NICHT*** *viel jammern.*

B) Eine **VARIKOSIS** ist meistens direkt sichtbar. Wenn Sie, wie in diesem Fall keine weiteren Hinweise auf eine Ödemgenese (*seitens des Herzens oder der Niere beispielsweise*) bekommen, ist anzunehmen, daß die Knöchelödeme tatsächlich aufgrund der Varikosis entstehen.

Hinweisend auf eine **ARTERIOSKLEROSE** sind:

1. der **BLUTDRUCK** von 180/95.
   Bei Patienten mit unelastischen Arterienwänden überlagert sich die, vom Herzen ankommende Pulswelle mit der Pulswelle, die in der Peripherie reflektiert wird.

➠ **siehe Amtsarztfragen HERZ/KREISLAUF VORKLINIK**
Dadurch kommt es zu einer Erhöhung des systolischen Wertes an der A. brachialis. Das Herzminutenvolumen ist bei Arteriosklerotiker nicht so stark erhöht, wie man es auf den ersten Blick annehmen würde.

2. das **SYSTOLIKUM** über der Aortenklappe.
   Dieses Geräusch kann nur bei einer **AORTENKLAPPENSTENOSE** auftreten.

➠ Ursachen dafür können sein:

- angeboren,
- rheumatisches Fieber oder
- durch eine Arteriosklerose. Die arteriosklerotischen Veränderungen engen den Klappenring ein, so daß die Klappe nicht mehr weit genug öffnen kann.

3. das **STRÖMUNGSGERÄUSCH** über den **KAROTIDEN**.

☞ Bei einer allgemeinen Untersuchung, gerade eines älteren Patienten sollten Sie nie versäumen, die Karotiden abzuhören. Bei jugendlichen Gefäßen sind maximal die weitergeleiteten Herztöne zu hören; ein rauhes Systolikum (*das Geräusch ist in der Systole lediglich wesentlich lauter als in der Diastole zu hören*) ist **PATHOLOGISCH** und weist auf Kalkablagerungen hin.

Sie wissen jetzt also, Ihre Patientin hat ...

- **ARTERIOSKLEROSE**, eventuell mit hervorgerufen durch den **DIABETES MELLITUS**.
- Zusätzlich liegt ein unspezifischer, d. h. relativ großräumiger **PROZEß IM GROSSHIRN** vor, der sich langsam entwickelt hat.

☞ Es kann sich also nicht um einen Schlaganfall handeln.

In Ermangelung einer besseren Idee fertigen Sie eine Blutsenkung an;

Ergebnis 4/7 mm.

4. Aufgabe:

Es könnte sich um folgende/s Krankheitsbild/er handeln...

a) Hirnödem
b) Encephalitis
c) bösartiger Hirntumor
d) sonstige Raumforderung

Antwort:

✘ Lösung a und d.

b) Bei einer so dramatischen Infektion wie einer **ENCEPHALITIS** müßte die **BKS** deutlich erhöht sein. Eine normale Senkung schließt eine schwerere Entzündung aus.

c) Auch bei einem **BÖSARTIGEN HIRNTUMOR** wäre die **BKS** erhöht. Tumoren induzieren eine Stimulation der Abwehr, was immer mit einer BKS-Beschleunigung einhergeht.

a, d) Ein sich langsam entwickelndes **HIRNÖDEM** oder eine sonstige **RAUMFORDERUNG** könnten ursächlich für die Symptomatik Ihrer Patientin verantwortlich sein.
Wenn Sie sich vorstellen, daß sich eine Raumforderung in oder um die **RECHTE GROSSHIRNHÄLFTE** gebildet hat, kann der **N. OCULOMOTORIUS** z. B. gedrückt werden (*für Streber: mal einen Blick in den Anatomieatlas werfen*!).

➡ Da der N. oculomotorius parasympathische Fasern führt, kommt es beim Ausfall derselben zu einer **WEITSTELLUNG DER PUPILLE (*MYDRIASIS*)**.

☞ Wenn die beschriebene Raumforderung so hoch liegt, daß sie auch noch auf der Hirnrinde zu liegen kommt, resultiert eine **KONTRALATERALE, SPASTISCHE HEMIPARESE.**

Bei Ihrer Patientin muß es sich also

- um eine intracerebrale Raumforderung handeln,
- die oberhalb der Großhirnrinde liegt und
- die sich mittelschnell entwickelt;

○ keine epidurale Blutung (*relativ schnell einsetzende Symptomatik*) und
○ kein Meningeom (*extrem langsam sich entwickelnde Symptomatik*).

5. Aufgabe:

Wenn Sie das Alter der Patientin in Betracht ziehen, sowie ihre Arteriosklerose, an welches Krankheitsbild müssen Sie denken?

Wie gehen Sie weiter vor?

Antwort:

✗ Chronisches Subduralhämatom;
✗ Einweisung in die Klinik.

☞ *Auch wenn Sie die Diagnose nicht richtig hatten, sollten Sie wissen, daß offensichtlich **PROGRE-DIENTE CEREBRALE PROZESSE** viel zu gefährlich sind, als daß man sie in der Praxis behandeln könnte.*
→ ***ALSO EINWEISUNG IN DIE KLINIK!!***

Das **CHRONISCHE SUBDURALHÄMATOM** ist gar nicht mal so selten.
Es entsteht durch Risse in den Brückenvenen und führt zu einer sog. **VENÖSEN SICKERBLUTUNG.**

Diese Einrisse entstehen durch ein leichtes **KOPFTRAUMA** (*das der Patient in vielen Fällen gar nicht mehr benennen kann*) und führen tückischerweise manchmal erst **NACH MONATEN** zu klinischen Erscheinungen:

- **MYDRIASIS** der ipsilateralen Pupille und
- kontralaterale **HALBSEITENSYMPTOMATIK.**

*Da **ARTERIOSKLEROTIKER** oft nicht nur rigide Arterien sondern auch rigide Venen haben, treten chronische Subduralblutungen bei diesem Patientenkreis häufiger auf.*

Patienten mit Hirnblutungen müssen schleunigst auf den Op-Tisch, da eine Raumforderung im Schädelbereich immer die Nervenzellen schädigt.

4.3 Eine 36jährige Frau kommt wegen therapieresistenter Kopfschmerzen zu Ihnen. Sie war deswegen schon bei mehreren Ärzten und hat mehrere Arten von Schmerzmitteln verordnet bekommen; alle mit eher mäßigem Erfolg.
Seit 2 Wochen nimmt sie keine Mittel ein, deshalb seien die Kopfschmerzen jetzt auch wieder schlimmer geworden. Die Schmerzen träten jedoch nicht regelmäßig jeden Tag auf; heute habe sie z. B. keinen Kopfschmerz.

Ihre Patientin wirkt eigentlich recht gesund. Sie sagt, die Kopfschmerzen kämen unregelmäßig, öfters nachmittags und wären am anderen Morgen regelmäßig verschwunden. Die Schmerzen sind hinter der Stirn lokalisiert; sie breiten sich aber manchmal auch auf den ganzen Kopf aus.
Wenn die Kopfschmerzen sehr schlimm waren, hätte sich eine Rötung und Reizung der Konjunktiven eingestellt.
Aus der Eigenanamnese erfahren Sie, daß Ihre Patientin im Alter zwischen 12 und 29 an Migräne litt; seitdem sie jedoch ihrem Beruf nachgehe, seien die Migräneanfälle ausgeblieben. Ihre Patientin arbeitet in der Computerbranche und arbeitet am Entwurf von Computerprogrammen mit. Ihre Arbeitszeit ist nicht immer regelmäßig, entsprechend ist ihre Ernährung wechselnd.
Die Trinkmenge beträgt 1,5 Liter am Tag; Stuhlgangs- oder Miktionsprobleme hat sie nicht. Der Schlaf ist ausgezeichnet; die Periode regelmäßig und schmerzfrei.

Die internistische Untersuchung ergibt:

RR 125/80, Puls 70. Pupillenreaktionen normal, keine Rötung im Auge feststellbar. Nervenaustrittspunkte frei, kein Meningismus. Schleimhäute gut durchblutet. Herztöne rein, kein Geräusch; Lungen auskultatorisch frei, Atemverschieblichkeit 4 Querfinger. Nierenlager und Wirbelsäule klopfschmerzfrei, Reflexe seitengleich lebhaft auslösbar.
BKS (*wenn Sie möchten*) 3/6 mm.

1. Aufgabe:

Nennen Sie alle pathologischen Befunde und ordnen Sie sie Organsystemen zu!

Antwort:

1.	Stirn-Kopfschmerz, nachmittags	? (*etwas im Kopfbereich*)
2.	gerötete Augen	Konjunktivitis

Ihre Patientin ist wirklich recht gesund. Alle Befunde sind **IM NORMBEREICH**; lediglich das Leitsymptom Kopfweh ist vorhanden und, als Hilfe (*?*), eine Konjunktivitis bei starkem Kopfweh.
Nachdem die Patientin auch nicht krank wirkt, scheint es sich zunächst um nichts Lebensbedrohliches zu handeln.

2. Aufgabe:

Überlegen Sie bitte, bevor Sie weiterlesen, welches Ihre nächsten Schritte sind.

Antwort:

Eine genauere Anamnese.

Wenn der Untersuchungsbefund, wie hier, absolut nichts zu Eingrenzung der Diagnose hergibt, muß man den Patienten weiter ausfragen.

Sie lassen sich also über das Kopfweh berichten:

Es tritt meistens nachmittags oder abends auf; eventuell nach einer anstrengenden Arbeit am Computer, bei der sich Ihre Patientin sehr konzentrieren mußte. Die Zeichen am Monitor schienen dann zu verschwimmen oder ließen sich nicht mehr fixieren. Sie schienen quasi aus dem Gesichtsfeld hinaus zu driften. Erbrechen oder Übelkeit sind nie aufgetreten, eher ein langsamer, aber stetig zunehmender Druck hinter der Stirn. Der Migränekopfschmerz von früher war völlig anders. Niesen, Husten oder Augentränen (*Allergie?*) tritt auch nicht auf. Ihre Patientin hat allerdings öfters abends das Gefühl, kleinste Fremdkörperchen im Auge zu haben. Manchmal sind die Augen dabei gerötet. Wenn die Kopfschmerzen besonders schlimm sind, z. B. nach Überstunden am Computer, sind die Augen fast immer rot und schmerzen. Direktes Tränenlaufen hat Ihre Patientin dabei aber nicht beobachtet.

2. Aufgabe:

Vermutlich hängt der Kopfschmerz zusammen mit ...

a) dem Computer.
b) einer unbewußten Abwehr gegen ihre Arbeit.
c) den Augen.
d) einem Hirntumor.

(*Mehrfachauswahl möglich*)

Antwort:

✗ a und c

a) Anamnestisch scheint es so, daß die **ARBEIT** mit verantwortlich sei für die Beschwerden. Möglicherweise arbeitet Ihre Patientin an einem nicht flimmerfreien Monitor. Wenn die Bildfrequenz eines Monitors unter der Lichtperzeptionsfrequenz der Stäbchen liegt (*ca. 100 Hz*), kann das längere Arbeiten am Computer zu **KOPFSCHMERZEN** führen.

Ihre Patientin berichtet jedoch, daß sie alle vor einem halben Jahr neue Bildschirme bekommen hätten, daß sich aber ihre Symptomatik in keinster Weise geändert habe.

Als zweiten Punkt erklärt der schlechte Monitor auch nicht die **INTERMITTIERENDE KONJUNKTIVITIS.**

b) Abwehrmechanismen bedienen sich meistens mehrerer Organsysteme um Symptome zu produzieren. Ein einzelnes Symptom spricht meistens gegen **PSYCHOGENITÄT**.

d) Bei einer derartig schönen Senkung ist ein **HIRNTUMOR** unwahrscheinlich. Die Kopfschmerzen beim Hirntumor sind ständig vorhanden, wenn auch in wechselnder Ausprägung.

☞ Die Patientin berichtete ja, daß morgens die Kopfschmerzen völlig weg wären, und daß sie auch beschwerdefrei Tage habe.

c) Da die Patientin **AUGENSYMPTOME** vorweist und **KOPFSCHMERZEN** wäre es naheliegend, beides unter einen Hut zu vereinen.

Stellen Sie sich noch mal die geschilderten Sehstörungen der Patientin vor; konnten Sie auch schon mal ähnlich Zeichen bei sich beobachten? Wenn ja, wann?

Deshalb die

3. Aufgabe:

Welche Augensymptomatik verursacht bei Überanstrengung Kopfschmerzen?

Antwort:

✗ Die Hypermetropie.

Die **WEITSICHTIGKEIT** ist eine Verkürzung der Augenachse. Der Patient sieht beständig **UNSCHARF** (*siehe Lehrbuch der Physiologie*).

Beim jugendlichen Auge bleibt diese Sehstörung oft unbemerkt, da das jugendliche Auge den Sehfehler durch **VERMEHRTE AKKOMODATION** ausgleichen kann.
Im weiteren Verlauf des Lebens nimmt die Brechkraft der Linse immer mehr ab, so daß sich jetzt Störungen der **NAHAKKOMODATION** (*Lesen, Computerarbeit*) bemerkbar machen. Die Mechanismen, die zu einer Akkomodation nötig sind (*Linsen- und Pupilleneinstellung*) werden überbeansprucht.

Jeder, der schon mal spätabends (wenn er besser schlafen hätte sollen) versucht hat, noch ein paar Zeilen zu lesen, wird bemerkt haben, daß ab einem gewissen Zeitpunkt die Buchstaben verschwimmen oder zu driften anfangen, genauso wie sich ein konjunktivales Reizgefühl im Auge einstellt (die Theorie, daß dieses vom Sandmännchen hervorgerufen wird, ließ sich nie richtig beweisen).

Der Weitsichtige hat die gleichen **ÜBERMÜDUNGSERSCHEINUNGEN**, nur zu einem erheblich früheren Zeitpunkt. Wenn die Weitsichtigkeit längere Zeit nicht entdeckt wird, kann sie auch zu einer **CHRONISCHEN KONJUNKTIVITIS** führen.

BRILLEN bringen diese Beschwerden schnell zu verschwinden.

4.4 Ein 56jähriger Mann kommt zu Ihnen wegen Kopfschmerzen.

Die Kopfschmerzen sind vor 4 Monaten das erste Mal aufgetreten: plötzlich starker Kopfdruck, der innerhalb der nächsten Wochen deutlich besser geworden war, aber bis heute noch nicht ganz verschwunden ist.
Ihr Patient bezeichnet die Kopfschmerzen als drückend und über den ganzen Kopf verteilt.
Außer seinen Kopfschmerzen hat Ihr Patient noch Rheuma: Bewegungen des linken Arms, besonders im Unterarm sind schmerzhaft, außerdem schläft der Arm öfters ein. Das Rheuma hat er seit ca. 3 Wochen.
Aus der Eigenanamnese ergibt sich: Ihr Patient ist selbständig tätig in einem mittelständigen Betrieb und hatte, wie er sich ausdrückte, noch nie Zeit, um ernsthaft krank zu sein. Außer einer Grippe während der Weihnachtsfeiertage könne er sich keine andere Erkrankung leisten, meint er scherzhaft. Beim Arzt war er das letzte Mal vor 26 Jahren.

1. Aufgabe:

Welche Aussage ist richtig?

A) Der Patient ist ein klassischer Kandidat für eine Phytotherapie.
B) Es handelt sich um einen Spannungskopfschmerz bei Überarbeitung.
C) Es handelt sich um einen alterspezifischen Normalbefund.
D) Keine der obigen Aussagen sind richtig.

Antwort:

✗ Lösung D.

Diese Aufgabe war ein Test, ob Sie begriffen haben, daß man eine Diagnose erst ***NACH DER DURCHFÜHRUNG DER KÖRPERLICHEN UNTERSUCHUNG*** *stellt!*

A) Ein Patient ist dann ein klassischer Kandidat für eine naturheilkundliche Therapie, wenn es sich um eine nicht lebensbedrohliche, **PRIMÄR CHRONISCHE ERKRANKUNG** handelt.
Nachdem Sie die Diagnose noch nicht wissen können, ist diese Aussage falsch.

B) Wieder das alte Lied: bemühen Sie sich, pro Patient eine Diagnose zu finden! Vielleicht gibt es ein Krankheitsbild, das alle Symptome des Patienten (*Kopfschmerz* ***und*** *das Rheuma*) erklärt.

C) Eigentlich sollte man von einem alterspezifischen **NORMALBEFUND** nur bei Kindern sprechen:
➠ der ideale Erwachsene ist gesund und leistungsfähig.
Wenn Sie also ein 200%iger Gesundheitsapostel sind, können Sie postulieren, daß es keinen einzigen physiologischen Grund gibt, warum ein 50jähriger nicht genauso leistungsfähig sein soll wie ein 30jähriger.
Wenn man älter wird, muß man auf seine Gesundheit besser aufpassen;
☞ ***ALT HEISST ABER NOCH LANGE NICHT KRANK.***

D) Natürlich, es fehlen die körperlichen Untersuchungsbefunde.

Nun denn, bewaffnen Sie sich mit Stethoskop und Reflexhammer:

Der körperliche Untersuchungsbefund:

RR 165/95, Puls 80. Pupillenreaktionen o. B. (*ohne Befund*), kein Meningismus. Schleimhäute gut durchblutet. Herztöne rein, Lungenauskultation o. B., Atemverschieblichkeit 3 Querfinger.
Bauchdecken weich. Reflexe am linken Arm sind deutlich lebhafter als am rechten Arm oder an den Beinen. Die Sensibilität ist offensichtlich, soweit prüfbar in Ordnung. Der Babinsky-Reflex ist nicht auszulösen. Auffallend ist auch, daß der Tonus des linken Arms höher ist als der des rechten Arms.
Bei der Untersuchung des Arms erinnert sich der Patient, daß er vor 3 Wochen plötzlich wieder einen stärkeren Kopfwehanfall bekam, im Zuge dessen hätten sich die Veränderungen am linken Arm eingestellt.
Der Kopfwehanfall sei, ähnlich wie der erste, innerhalb von einigen Tagen besser geworden, die Schmerzen im Arm seien aber geblieben. Schon bei mäßiger Belastung, wie z. B. Autofahren schmerze der linke Unterarm.

2. Aufgabe:

Zählen Sie alle pathologischen Befunde auf und ordnen Sie sie Organsystemen zu!

Antwort:

1.	Kopfschmerzen seit 4 Monaten	? Kopfbereich
2.	Bewegungsschmerz im linken Unterarm seit 3 Wochen	? Muskeln, Nerven, Gelenke oder Knochen
3.	Blutdruck, Puls hoch	Herz/Kreislaufsystem
4.	Reflexsteigerung und Tonuserhöhung am linken Arm	Nerven

1) Eine **KRANKHEITSKARRIERE** mit Kopfschmerzen über 4 Monate ist eigentlich relativ **KURZ**. Wenn ein Patient mit üblichen Kopfschmerzen behaftet ist, hat er meistens schon sein ganzes Lebens lang mehr oder weniger damit zu tun. Es scheint sich hier also eher um etwas **AKUTES** zu handeln.

Ursachen für Kopfschmerzen können mannigfaltig sein:

- meningeale Reizungen,
- Hirnnervenreizungen,
- Kiefergelenksaffektionen,
- (*Kau-*)Muskelverspannungen,
- Halswirbelsäulenveränderungen,
- Zahnschäden,
- Nasennebenhöhlenveränderungen.

2) **RHEUMA** heißt eigentlich nichts anderes als Bewegungsschmerz. Im Volksmund werden alle möglichen Erscheinungen als Rheuma bezeichnet;

☞ es handelt sich nicht immer um die rheumatoide Arthritis
(*früher primär chronische Polyarthritis - pcP- genannt*).

Wenn **BEWEGUNGSSCHMERZEN** auftreten, müssen Veränderungen am **BEWEGUNGSAPPARAT** vorhanden sein:

- Knochen,
- Sehnen,
- Bänder,
- Gelenkkapseln oder
- an den Muskeln mit ihren Steuereinheiten,
- den Nerven.

3) Bei diesem Patienten sind die Werte für den Blutdruck **UND** für den Puls zu hoch.
*Vermutlich handelt es sich nicht um einen manifesten Hypertonus, sondern um eine allgemeine **SYMPATHICUSERREGUNG** (= Aufregung).*
Beim manifesten Hochdruck ist der Pulswert normal, der Blutdruckwert über 160/95 erhöht.
☞ *Bedenken Sie aber bitte: von einem Hypertonus kann man erst sprechen, wenn die Messung an 3 verschiedenen Tagen jedesmal einen zu hohen Wert ergibt!*

4) *Diese **REFLEXSTEIGERUNG** und **TONUSERHÖHUNG** am linken Arm ist wohl der auffallendste Befund. Jetzt zeigt es sich, wer in Neurologie aufgepaßt hat.*

Bei der voll ausgebildeten Symptomatik haben die Patienten sog. **KLONI**, d. h. dermaßen überschießende Muskeleigenreflexe, daß bei einer einzigen Dehnung der Sehne durch den Reflexhammer, **MEHRERE** Muskelzuckungen erfolgen.
Die **TONUSERHÖHUNG** ist dadurch spürbar, daß der Patient den Arm nicht locker und entspannt auf die Liege legen kann.
Besonders betroffen sind die Muskeln, die der **SCHWERKRAFT** entgegen wirken (*am Arm besonders der Bizeps*).
Weiterhin ist an der betroffenen Extremität die **FEINMOTORIK** vermindert;
☞ differenzierte, feine oder lockere Bewegungen sind unmöglich; es finden nur noch **MASSENINNERVATIONEN** statt.

Vermutlich führt das bei Ihrem Patienten zu den Armschmerzen: bei Bewegungen, die man eigentlich mit wenigen Muskelfasern ausführen könnte, wird die gesamte Unterarmmuskulatur angespannt. Das führt natürlich zu Verkrampfungen und Schmerzen.

Sie sehen, das Bewegungsschmerzsyndrom Rheuma kann mehrere Ursachen haben.
☞ *Da keine Sensibilitätsstörungen vorliegen, handelt es sich anscheinend um eine **REIN MOTORISCHE STÖRUNG**.*

3. Aufgabe:

Welche nerval bedingte motorische Störung verursacht eine einseitige Reflexsteigerung mit Tonuserhöhung?

Wo liegt die Schädigung?

Antwort:

✘ Es handelt sich um eine Spastik.
✘ Die Schädigung liegt in der Capsula interna.

Erinnern Sie sich noch mal an Ihre Neuroanatomiezeit?

Der Mensch besitzt **3 ZENTRALE MOTORISCHE SYSTEME**:

- das **PYRAMIDENBAHNSYSTEM** für die Willkür- und Feinmotorik,
- das **EXTRAPYRAMIDALE SYSTEM** für die nicht bewußt ablaufende Motorik (*Gestik, Mimik, Schreiben, Radfahren, etc.*)
- und die **KLEINHIRNMOTORIK** als Stütz- und Haltemotorik.

- Die **PYRAMIDENBAHN** kommt aus dem **GYRUS PRÄCENTRALIS** (*Hirnrinde*), läuft durch die innere Kapsel (***CAPSULA INTERNA***) bis zur **MEDULLA OBLONGATA, KREUZT** dort auf die andere Seite und läuft dann in der weißen Substanz des Rückenmarks abwärts.

- Die **EXTRAPYRAMIDALBAHN** hat ihren Ursprung in den **BASALGANGLIEN**.

  Aus dem Wechselspiel der verschiedenen Basalganglien

    - Nucleus caudatus,
    - Putamen,
    - Pallidum, auch
    - Substantia nigra und
    - Nucleus ruber

  entsteht schließlich im Nucleus ruber ein Bild einer Bewegung.

  Die Extrapyramidalbahn **KREUZT** noch im Mittelhirn auf die andere Seite und läuft ebenfalls in der weißen Substanz des Rückenmarks abwärts.

- Die **KLEINHIRNBAHN** ist eine sehr schnelle Bahn, die **IPSILATERAL** verläuft (*d. h. nicht kreuzt*).
  Sie verläuft von Kleinhirn über den Hirnstamm und das Rückenmark abwärts.
  Die Basisinnervation der Muskeln durch das Kleinhirn betrifft in erster Linie die **STATIK**, d. h. den Zusammenhalt des Skeletts.
  Eine reine Kleinhirninnervation sorgt **FÜR EINE ADDUKTION DER ARME** und Hände, eine Streckbewegung in den Muskeln der unteren Extremität, und tonisiert vor allem die **MUSKELN, DIE DER SCHWERKRAFT ENTGEGEN WIRKEN**.
  Man nennt eine ausschließliche Kleinhirninnervation auch **SPASTIK**.

☞ Damit eine Spastik entstehen kann, müssen sowohl die Pyramidenbahn als auch die Extrapyramidalbahn ausfallen.
Bei der Suche nach der Lage der Schädigung, nehmen Sie sich den Hirnatlas und suchen, wo beide Bahnen so nahe beieinander liegen, daß sie gleichzeitig geschädigt werden können.

➞ Die einzige Stelle, die in Frage kommt ist die **CAPSULA INTERNA**.

Zusammenfassung der bisherigen Erkenntnisse:

Ihr Patient hat Kopfschmerzen, eine Schädigung der rechten Capsula interna und ist aufgeregt.

4. Aufgabe:

Was tun Sie?

Antwort:

✗ In der nächsten Zeit unter der Verdachtsdiagnose Hirntumor ins Krankenhaus schicken.

Ein **HIRNTUMOR** kann durch seine **VERDRÄNGUNG MENINGEALE SYMPTOME** (*Kopfschmerzen*) verursachen. Mit der Verdachtsdiagnose Hirntumor könnte man also alle Symptome hinreichend erklären.

*Differentialdiagnostisch käme auch noch eine **BLUTUNG** in Frage.*
*Eine **RHEXISBLUTUNG** (Hirnblutung) in diesem Bereich wird aber ohne Therapie in der Regel keine 4 Monate überlebt; die Schäden wären viel stärker ausgeprägt.*

☞ Eine Hirnblutung geht mit

- rasenden Kopfschmerzen und
- mit **BEWUSSTLOSIGKEIT** einher.

Bei diesem Patienten hatte sich leider herausgestellt, daß es sich tatsächlich um einen Hirntumor, und zwar um ein Glioblastom (*bösartig*) gehandelt hat.
Der Verlauf beim Glioblastom ist recht kurz, d. h. keine lange Anamnese von Schmerzen oder Ausfällen, da der Tumor recht schnell wächst.
Die Symptomatik kann sich schubweise entwickeln, da es zu Einblutungen in den Tumor und in das umgebende Gewebe kommt. Diese Einblutungen können wie kleine Hirnschläge aussehen.

Bei diesem Patienten ließen sich 2 Einblutungen aus der Anamnese erfassen:

- einmal der Beginn des Kopfwehs,
- die zweite Einblutung mit Beginn der Armsymptomatik.

Leider ist die Prognose beim Glioblastom schlecht; die meisten Tumoren sind zum Zeitpunkt der Diagnosestellung nicht mehr operabel.

Der Patient verstarb 3 Monate später.

Hautausschläge

5.1. Eine 52jährige Frau kommt wegen eines juckenden Hautausschlags.
Der Ausschlag ist vor ca. 3 Wochen aufgetreten und hat sich langsam, aber stetig ausgebreitet. Als weiteres Symptom schildert sie eine zunehmende Müdigkeit in der letzten Zeit, sowie ab und zu übelriechende, dünnflüssige Stühle, die sich schwer aus der Toilettenschüssel spülen lassen.

Aus der Eigenanamnese erfahren sie, daß sie schon als Kind kränklich war. Sie ist früher jahrelang mit Antibiotika behandelt worden. Im Alter von 22 Jahren ist bei ihr ein Lupus erythematodes im Gesicht entdeckt und mit Medikamenten erfolgreich behandelt worden.
Vor 5 Jahren hatte sie eine schwere Schilddrüsenentzündung, die laut, ihren Angaben, < *von innen* > kam. Die Behandlung der Entzündung zog sich ein Jahr hin.
Letztes Jahr sind bei ihr Gallensteine diagnostiziert worden, die sich jedoch medikamentös ohne größere Probleme auflösen ließen.
Seit 4 Jahren leidet die Patientin außerdem noch an rezidivierenden Arthritiden der Knie und der Ellenbogengelenke.

Die Untersuchung ergibt:

Normalgewichtige Patientin. An den Unterarmen zahlreiche rote Pünktchen mit Kratzspuren. An den Oberschenkeln einzelne rote Pünktchen, ebenfalls mit Kratzspuren. Die Pünktchen sind ca. 1 mm im Durchmesser groß und ohne Eiterbildung. Die Haut wirkt insgesamt gebräunt; die Patientin verneint aber, im Urlaub gewesen zu sein. Was weiterhin auffällt, sind gelbliche Papeln (*flache Ablagerungen*) auf der Haut um die Augen, die ca. 4 x 4 mm groß sind. Diese Ablagerungen jucken nicht, stören aber die Patientin aus kosmetischen Gründen.
RR 120/75, Puls 65. Im Kopfbereich keine pathologischen Befunde, kein Meningismus. Herztöne leise, soweit beurteilbar keine Geräusche. Lungenauskultation o. B., Atemverschieblichkeit 3 Querfinger. Bauchdecken weich; Leber 4 Querfinger unter dem rechten Rippenbogen druckschmerzhaft tastbar; der Rand wirkt abgerundet. Milz gerade tastbar unter dem linken Rippenbogen. Die Darmgeräusche sind deutlich hörbar.
Die BKS beträgt 14/26 mm.

1. Aufgabe:

Welche Aussage/n ist/sind richtig?

a) Vermutlich handelt es sich um eine psychosomatische Erkrankung.
b) Zur weiteren Diagnostik wäre eine Leberfunktionsdiagnostik nötig.
c) Der internistische Befund gibt einen Normalbefund wieder.
d) Vermutlich handelt es sich um eine Allergie.
e) Vermutlich handelt es sich um eine Syndrom des Klimakteriums.

Antwort:

✗ Lösung b.

a) *Glauben Sie's endlich, von einer psychosomatischen Erkrankung kann man erst sprechen, wenn man die normalen schulmedizinischen Diagnosen **AUSGESCHLOSSEN** hat.*

*Allerdings muß ich Ihnen diesmal zugute halten, daß die Patientin wirklich viele verschiedene Symptome an den Tag legt. Da aber organische Befunde vorhanden sind (Senkung, Lebertastbefund etc.) kann man nicht von einer psychosomatischen Erkrankung reden. (Was ja nicht heißen muß, daß man auch bei einem solchen Krankheitsbild nicht mit mentaler Arbeit den Heilungsprozess unterstützen kann! Mentale Motivation **ALLEINE** ist hierbei nur etwas zu wenig.)*

☞ Merke: wenn **ORGANISCHE BEFUNDE** vorhanden sind, bzw. wenn sich nicht eindeutig Zuordnungen zwischen den Symptomen und Konfliktsituationen treffen lassen, kann man **NICHT** von primärer Psychosomatik sprechen.

c) *Oh weh, da hat jemand beim Kapitel **BAUCHORGANE** gefehlt. Am besten in einem Buch über die körperliche Untersuchung nachlesen!*

d) Eine **ALLERGIE** wäre theoretisch denkbar; der Gedanke ist zunächst nicht von der Hand zu weisen.

☞ Allerdings würde die Allergie die verschiedenen Symptome aus der Vorgeschichte nicht erklären, sowie die Lebervergrößerung und die Tastbarkeit der Milz.

Um eine Allergie zu verifizieren, entnimmt man dem Patienten während eines Allergieschubs Blut und untersucht die Anzahl der **EOSINOPHILEN**.

➠ Bei Allergien und bei Wurminfektionen sind die Eosinophilen erhöht.

e) Die **WECHSELJAHRE** haben ihren Namen schon nicht umsonst. Pathophysiologisch handelt es sich um ein Versiegen der Hormonproduktion, wobei es zu einer überschießenden Reaktion im **VEGETATIVEN NERVENSYSTEM** kommt, vergleichbar mit einem Adrenalinstoß.

☞ Dadurch können Schweißausbrüche, Nervosität etc. erklärt werden.

➡ Juckreiz hat damit nichts zu tun.

b) Bei der **KÖRPERLICHEN UNTERSUCHUNG** sollte die

- **VERGRÖSSERTE LEBER** und die
- **VERGRÖSSERTE MILZ** auffallen.

- Die normal große Leber schließt mit dem Rippenbogen ab und ist **NICHT DRUCKSCHMERZHAFT**;

☞ Ihre Patientin hat wohl bereits eine **HEPATOMEGALIE**.
Hinzu kommt, daß der Leberrand normalerweise **SCHARF** tastbar sein sollte. Ein runder Rand weist auf einen **PARENCHYMUMBAU** hin.
Diese Befunde sollten nicht übersehen werden und sind auf jeden Fall abklärungsbedürftig.

- Die normale **MILZ** ist nicht tastbar. Eine tastbare Milz ist immer vergrößert und damit ein pathologischer Befund.

Nachdem Sie aber jetzt sofort keine Leberwerte aus dem Ärmel schütteln können, müssen Sie sich zunächst noch mit Ihren Befunden zufriedengeben.

2. Aufgabe:

Zählen Sie alle bisher erhobenen pathologischen Symptome auf und versuchen Sie eine Zuordnung zu einem Organsystem!

juckender Hautausschlag
Müdigkeit
Stuhl übelriechend, dünnflüssig
Antibiotika ~ klebrig
kränkliches Kind
Lupus erythematodes
Schilddrüsenentzdg <von innen>
1 Jahr lang
Gallensteine
rezidivierende Arthritiden
Knie + Ellenbogengelenke
Hepatitis
gelbl. Papeln auf Augen 4x4 mm
Herztöne leise
BKS 14/16 mm

Antwort:

1.	Hautausschlag seit 3 Wochen, progredient, mit Kratzspuren	Haut i. w. S.
2.	Müdigkeit	Allgemeinsymptom, chronische Krankheit
3.	übelriechende Stühle, die sich schwer aus der Toilettenschüssel spülen lassen	Verdauungsinsuffizienz
4.	Früher lange Antibiotika	Abwehrsystem
5.	Lupus erythematodes	Abwehrsystem
6.	Schilddrüsenentzündung von innen	? Abwehrsystem
7.	Gallensteine	Gallenflüssigkeit
8.	Arthritiden	Gelenkkapsel
9.	Braune Haut	Haut
10.	Xanthelasmen	Fettstoffwechselstörungen
11.	Hepatomegalie, abgerundete Leberkante	Leber
12.	beschleunigte Blutsenkungswerte	Abwehrsystem

1. **HAUTAUSSCHLÄGE** können vielerlei Ursachen haben.

- So ist z. B. die Haut bei **VIRALEN INFEKTIONEN** im Sinne einer Abwehrunterstützung mitbetroffen (*die Langerhans'schen Zellen der Haut sind Abwehrzellen!*),
- weiterhin kann die Haut bei hyperergischen (***ALLERGISCHEN***) Reaktionen mit beteiligt sein,
- die Haut kann **INFIZIERT** sein,
- oder sie kann von **ABLAGERUNGEN** durchsetzt sein.

☞ Eine bakterielle Infektion kann man in diesem Fall wohl ausschließen, da die Haut **KEINE EITERBILDUNG** zeigt.

☞ Bei viralen Infektionen würde man, bei intakter Abwehr, **FIEBER** erwarten.

☞ Eine allergische Reaktion wäre möglich; man müßte ein großes Blutbild anfertigen lassen und die Anzahl der **EOSINOPHILEN** bestimmen.

☞ Oder es kann sich um Ablagerungen handeln. Diese Ablagerungen befinden sich im **STRATUM SPINOSUM** der Epidermis. Sie können leicht aufgekratzt werden, was dem Bild, das die Patientin bietet, entsprechen könnte. Bei diesen Ablagerungen kann es sich um harnpflichtige Substanzen bei **NIERENINSUFFIZIENZ** handeln oder um Gallensäuren bei einem **GALLENSTAU**.

2. **MÜDIGKEIT** ist ein Zeichen eines **ALLGEMEINEN ERSCHÖPFUNGSSYNDROMS.**
Es tritt auf bei echter Überarbeitung aber auch bei chronischer vegetativer Überarbeitung.
Müdigkeit und Erschöpfung entspricht so quasi der gelben Alarmstufe des Körpers, wobei die Krankheitserscheinungen gerade noch so kompensiert werden können.
(*Die rote Alarmstufe wäre der Zusammenbruch.*)

3. **ÜBELRIECHENDER DURCHFALL** zeugt von einer massiven **BAKTERIELLEN BESIEDLUNG.**
Die Bakterien müssen hier offensichtlich ein wahres Paradies gefunden haben.
Denn:
➡ *je mehr Bakterien vorhanden sind, desto mehr biogene Amine (Geruchsstoffe) sind bemerkbar.*
Der einzige Durchfall, der dermaßen nährstoffhaltig ist, ist der ***FETTSTUHL BEI VERDAUUNGS-INSUFFIZIENZ.***
Der Patient bemerkt die öfters beschriebenen Fettaugen nicht, sondern er hat Mühe, seine Toilette sauberzuhalten: Fett schwimmt bekanntlich auf dem Wasser, somit ist Fett schwer ordentlich abzuspülen.

☞ Diese Verdauungsinsuffizienz kann entweder von einer **PANKREASINSUFFIZIENZ** herrühren oder von einer exokrinen **HEPATISCHEN INSUFFIZIENZ.**

- Bei der Pankreasinsuffizienz müßte man die **BLUTWERTE** für die Bauchspeicheldrüse kontrollieren,
- bei einem verminderten Gallenfluß die **BLUTWERTE** fürs Bilirubin und für die Leber.

4. Ein Kind, das lange Zeit Antibiotika bekommen hat, hat vermutlich eine verminderte **ABWEHR-FUNKTION**. Entweder ist das Abwehrsystem zu träge oder es handelt sich um einen echten Defekt.

5. Der **LUPUS ERYTHEMATODES** ist eine Autoimmunerkrankung.
Die gutartigere Variante beschränkt sich auf die Haut und hinterläßt bei jedem Entzündungsschub Narben.

*Es handelt sich hier ebenfalls um eine Fehlreaktion des **IMMUNSYSTEMS**.*

6. Auch die **SCHILDDRÜSENERKRANKUNG** ist eine eher seltene Erkrankung.
Eine **SCHILDDRÜSENENTZÜNDUNG** kann man sich durch eine fortgeleitete, gewaltige Halsentzündung zuziehen;
☞ häufiger ist jedoch auch hierbei ein Autoimmungeschehen.
Vermutlich meint die Patientin dieses damit, wenn sie sagt, die Entzündung käme von 'innen '.

7. **GALLENSTEINE** werden prinzipiell dann entstehen, wenn es zu einem Mißverhältnis der zu lösenden Substanzen (***CHOLESTERIN***) und den in Lösung haltenden Substanzen (***GALLENSÄUREN***) kommt.
Im Klartext:
☞ *bei der Patientin war entweder zuviel Cholesterin in der Gallenflüssigkeit oder zuwenig Gallensäuren.*

8. **ARTHRITIDEN** können auch viele Ursachen haben.
Die Synovia ist ein phagozytosefähiges Gewebe und kann z. B. auch bei **ABWEHRREAKTIONEN** mitbeteiligt sein (*sterile Gelenksergüsse bei Rheuma*!).

9. Eine **BRAUN VERFÄRBTE HAUT** kann entweder
- von einer **HORMONÜBERPRODUKTION** kommen (*z. B. bei M. Addison mit einer ACTH-Überproduktion*) oder auch
- von **ABLAGERUNGEN** in der Haut selbst. Diese Ablagerungen können von außen in die Haut eindringen (*z. B. Tätowierungen*) oder von innen (*Stoffwechselprodukte*).

10. **XANTHELASMEN** sind gelbliche, wenig erhabene Papeln, die meist im **INNEREN AUGENWINKEL** zu finden sind.
Sie entstehen aus **CHOLESTERINABLAGERUNGEN** in der Haut und sind beweisend für eine **FETT-STOFFWECHSELSTÖRUNG.**

11. Eine vergrößerte, druckschmerzhafte Leber und eine abgerundete Leberkante weisen z. B. auf eine **LE-BERZIRRHOSE** und/oder eine **LEBERENTZÜNDUNG** hin.
Zur Erhärtung Ihrer Verdachtsdiagnose müßte man die Leberwerte bestimmen lassen und/oder nach anderen Zeichen der Leberzirrhose (Spider nävi, Palmarerythem, etc.) suchen.

12. *Mittlerweile wissen Sie's, nicht wahr?*
Eine beschleunigte **BLUTKÖRPERCHENSENKUNGSREAKTION** weist auf eine Stimulierung des **ABWEHRSYSTEMS** hin.
Vermutlich handelt es sich bei Ihrer Patientin **NICHT** um eine akute Infektion, dafür sind die Werte zu niedrig.

3. Aufgabe:

Ordnen Sie die pathologischen Befunde nach den betroffenen Organen!

Antwort:

- Abwehrsystem:
  - lange Zeit Antibiotika in der Kindheit,
  - Lupus erythematodes,
  - Thyreoiditis,
  - Arthritiden,
  - beschleunigte BKS

- Leber:
  - Gallensteine,
  - Fettstoffwechselstörung,
  - Hepatomegalie (*Leberzirrhose*?).

- Verdauungsinsuffizienz:
  - Fettstuhl

- Haut:
  - Ausschlag,
  - braune Verfärbung

- Allgemeinsymptom:
  - Müdigkeit

Man könnte in dieser Liste

- die **VERDAUUNGSINSUFFIZIENZ** und
- die **LEBERSYMPTOMATIK** zusammenfassen.

Eine Verdauungsinsuffizienz mit Fettstuhl kann entweder bedingt sein durch eine exokrine Pankreasinsuffizienz oder durch eine verminderte Galleabgabe der Leber.
Da im vorliegenden Fall eine Lebersymptomatik sowieso schon vorliegt, könnte man die Verdauungsinsuffizienz getrost in die **LEBERSYMPTOME** einreihen.

Wenn Sie zunächst die Hautsymptome außer Acht lassen, kann man zusammenfassen, daß die Patientin jetzt offensichtlich unter einer

- **CHRONISCHEN ENTZÜNDUNG DER LEBER** leidet, die
- mit einer **VERMINDERTEN GALLESEKRETION** einhergeht.

☞ Da die Patientin in der Anamnese schon öfters mit Autoimmunkrankheiten zu tun hatte, könnte man, nach dem Gesetz der Serie eine weitere **AUTOIMMUNKRANKHEIT** ins Auge fassen.

Übrigens, haben Sie mittlerweile eine Idee, woher die Hautsymptome kommen?

4. Aufgabe:

Wie erklären Sie den Hautausschlag?

Antwort:

✘ Ablagerung von Bilirubin in der Haut.

Bei einer **CHRONISCH EXOKRINEN LEBERINSUFFIZIENZ** staut sich die Gallenflüssigkeit zurück und führt zu einem erhöhten Blut-Galle-Spiegel.

GALLENFLÜSSIGKEIT ist eine Mischung aus verschiedenen Stoffen: sie enthält

1. Gallensäuren zur Fettverdauung,
2. Cholesterin, das ausgeschieden werden soll,
3. Bilirubin,
4. diverse Salze.

Das **BILIRUBIN** stammt aus dem Abbau der Erythozyten (*es stellt quasi den eisenfreien Rest des Häm-Moleküls dar*).

Bilirubin ist eine Substanz, die über den Darm ausgeschieden werden soll. Um eine bessere Wasserlöslichkeit zu gewährleisten, hängt die Leber an das Bilirubinmolekül eine Glucuronsäure dran (*chemisch: Konjugation*); dieses Molekül ist in Tests leichter nachzuweisen als das Bilirubin ohne Glucuronsäure und heißt deshalb **DIREKTES BILIRUBIN**.

Chemisch-wissenschaftlich ausgedrückt:

- das **KONJUGIERTE BILIRUBIN** (*das, mit der Glucuronsäure im Schlepptau*) heißt
  ➟ **DIREKTES BILIRUBIN,**

- das **NICHT-KONJUGIERTE BILIRUBIN** heißt
  ➟ **INDIREKTES BILIRUBIN.**

Falls direktes Bilirubin nicht ordnungsgemäß in den Darmtrakt abfließen kann, kann es sich in der Haut ablagern.

DIREKTES BILIRUBIN führt klinisch, im Gegensatz zu indirektem Bilirubin, zu einem kräftigen **JUCKREIZ**. Der Patient kratzt, und sichtbar sind für Sie Kratzspuren mit **KLEINEN ROTEN PÜNKTCHEN**.

☞ *Die Differentialdiagnose ist, wenn man oberflächlich ist, schwierig, z. B. gegenüber einer* ***ALLERGIE****. Falls also ein Patient einen juckenden Hautausschlag und gleichzeitig enterale Symptome hat, in Zukunft immer eine* ***EXOKRINE LEBERINSUFFIZIENZ*** *mit in Betracht ziehen.*

Wenn der Rückstau ziemlich ausgeprägt ist, kann es zu Veränderungen der Zusammensetzung der Galle kommen. Wenn beispielsweise mehr Cholesterin als Gallensäuren in der Gallenblase auftauchen, können **GALLENSTEINE** entstehen.

Weiterhin kann der **GALLENFARBSTOFF** zu einer **HAUTVERFÄRBUNG** führen. Manchmal sind solche Hautverfärbungen wirklich schwer von einem gelungenen Urlaub in der Südsee abzugrenzen (*eventuell hat Ihr Patient wirklich kurz vorher Urlaub gemacht*).

☞ Differentialdiagnostisch ist hierbei wichtig, daß **SONNENBRÄUNE** immer

- **FUSSOHLEN**,
- **HANDTELLER** und
- **ACHSELHÖHLEN**

FREI läßt, während eine Hautverfärbung von innen heraus diese Körperteile mit **ANFÄRBT**.

Gut, es handelt sich also um eine Krankheit, die zu einem ***RÜCKSTAU VON GALLENFLÜSSIGKEIT*** *geführt hat.*
Die Störung muß also in den ***ABLEITENDEN GALLENWEGEN*** *liegen.*

5. Aufgabe:

Sind eher die intrahepatischen oder die extrahepatischen Gallenwege betroffen?
Was tun Sie mit Ihrer Patientin?

Antwort:

✗ Die intrahepatischen Gallenwege.
✗ Überweisung zum Internisten.

- Wenn die extrahepatischen Gallenwege betroffen wären, könnte es sich z. B. um einen Stein handeln.

☞ Da der Stein zu einem nahezu kompletten Verschluß der ableitenden Gallenwege führen müßte (*Fettstuhl und Rückstau ins Blut*), kann der Stein nur entweder im **DCT. HEPATICUS** oder im **DCT. CHOLEDOCHUS** sitzen.

📖 **siehe Anatomie-Atlanten!**

*Bei einer solchen Symptomatik würde man **KOLIKEN** erwarten. Von Koliken war jedoch in der Anamnese nicht die Rede.*

- Falls es sich um einen Tumor handeln würde, müßte man z, B. die Gallenblase als schmerzlose Resistenz tasten können (***COURVOIRSIER'SCHES ZEICHEN** bei Pankreaskopfkarzinom*).
  Das ist auch nicht der Fall.

- Es kann aber, im Rahmen einer **AUTOAGGRESSIONSKRANKHEIT**, zu einem Befall der **INTRAHEPATISCHEN GALLENWEGE** kommen, so daß diese, aufgrund von Entzündungsreaktionen verschlossen werden.
  Der Gallenrückstau führt zu einer **LEBERZIRRHOSE** und, in der Folge, zu den vorne beschriebenen Symptomen.
  Die Erkrankung heißt: **PRIMÄR BILIÄRE ZIRRHOSE**.

*Diese Patientin gehört in der nächsten Zeit einem chirurgischen Team vorgestellt, da diese Erkrankung eine der wenigen Indikationen ist, wo man kurativ über eine **LEBERTRANSPLANTATION** nachdenken kann.*

5.2. Ein 31jähriger Mann kommt wegen eines Hautausschlags zu Ihnen. Der Ausschlag kam vor ca. 6 Wochen; er juckt nicht und wurde langsam mehr. Der Patient vermutet eine Allergie, da im letzten halben Jahr in der Firma andere Baustoffe verwendet wurden (*er ist Schreiner*). Eine direkte gesundheitliche Beeinträchtigung empfindet er nicht durch den Ausschlag. Zusätzlich hat er z. Zt. etwas Halsweh und Schluckbeschwerden; dieses ist jedoch nicht der Grund seiner Konsultation.
Aus der Eigenanamnese ergibt sich, daß er bislang selten krank war. Zum Arzt geht er nach Möglichkeit nicht, außer, alle 10 Jahre zur Tetanusimpfung. Die Tetanusimpfung ist bald wieder fällig.
Da er von seinem Beruf sehr in Anspruch genommen wird, lebt er alleine und geht höchstens manchmal am Wochenende fort.
Die Ernährung ist junggesellenmäßig katastrophal: unregelmäßig, die Hauptmahlzeit abends nach 21.00 Uhr und besteht in der Hauptsache aus Pizza, Leberkäsbrötchen und Fertiggerichten. Gemüse mag er nicht.
Die Trinkmenge von 2 Liter ist kein Problem für ihn, allerdings läßt sich die Frage nach dem Alkoholkonsum nicht so genau beantworten (*vermutlich nicht wenig*).
Wenigstens raucht Ihr Patient nicht.

Die internistische Untersuchung ergibt:

Patient im guten AZ (*Allgemeinzustand*) und EZ (*Ernährungszustand*).
RR 135/80, Puls 65. Im Kopfbereich fällt außer einem eitrigen Belag der Gaumenbögen nichts Pathologisches auf. Die Schleimhäute sind gut durchblutet. Herztöne o. B., Lungengeräusche normal, Atemverschieblichkeit 4 Querfinger. Leber 3 Querfinger unter dem Rippenbogen tastbar, nicht druckdolent, Rand scharf abgrenzbar. Nierenlager und Wirbelsäule nicht klopfschmerzhaft, Reflexe normal. Ein geschwollener, druckschmerzhafter, verschieblicher inguinaler Lymphknoten links, sowie im Halsbereich 2 ähnliche Lymphknoten tastbar.

Das Exanthem besteht aus Papeln, etwa 2 mm im Durchmesser, die oben rötlich verfärbt sind. Die Papeln befinden sich hauptsächlich an der Innenseite der Oberschenkel und breiten sich, wie Ihr Patient sagt, langsam fußwärts aus. Im Oberschenkelbereich sind etwa 100 Papeln sichtbar, im Unterschenkelbereich etwa 20 Papeln. Auf der linken Fußsohle sind 2 Papeln aufzufinden. Sie untersuchen die Effloreszenzen mit dem Glasspatel, worauf der Patient meint, daß der Druck des Spatels etwas schmerzhaft sei.

Da Sie immer noch auf der Suche nach Fakten sind, und Ihren Patienten während der Untersuchung weiter hartnäckig ausfragen, ergibt sich noch, daß er kurz vor der Eruption der Papeln eine Grippe mit Kopfschmerz, Schweißausbrüche und Gliederschmerzen gehabt habe.
Bei dieser Grippe kam es wohl auch zu einer Nachtschweißsymptomatik.

Zum Schluß führen Sie noch eine Blutsenkung durch:

12 mm in der ersten Stunde.

1. Aufgabe:

Zählen Sie die pathologischen Befunde auf und ordnen Sie sich Organsystemen zu!

Antwort:

1.	nicht juckender papulöser, etwas druckschmerzhafter Hautausschlag	Haut
2.	Ernährung, Alkohol	?
3.	eitrige Angina	Infektion, Abwehrsystem?
4.	infektiöse Lymphknotenschwellung inguinal und cervical	Infektion, Abwehrsystem
5.	grippale Symptomatik vor dem Exanthem	Infektion, Abwehrsystem
6.	BKS beschleunigt	Abwehrsystem.

1. Die Beschreibung dieses Ausschlags deutet zumindest nicht direkt auf ein allergisches Geschehen hin. Die **TYPISCHE ALLERGIE JUCKT** und man kann meist einen direkten **ZUSAMMENHANG** zwischen **EXPOSITION** und **EXANTHEM** herstellen (*bei Allergietyp I zumindest*).

☞ Die Tatsache, daß der Ausschlag seit 6 Wochen langsam progredient ist, spricht eher **GEGEN** eine Allergie.

Beim Kontaktekzem (*Allergie Typ IV*) ist die Haut schuppig, dünn und atrophiert; **PAPELN** sind hier nicht zu finden. Die Wahrscheinlichkeit ist also hoch, daß es sich um **ETWAS ANDERES** als eine Allergie handelt.

2. Momentan läßt sich noch kein Zusammenhang zwischen der ungesunden **ERNÄHRUNG** und seinen Symptomen herstellen; *eine Umstellung seiner Ernährung wäre jedoch prinzipiell nicht verkehrt.*

3. Die **ANGINA** weist auf eine **INFEKTION** hin. Welche Erreger vorliegen, kann man anhand des klinischen Bildes nicht bestimmen; man kann nur sagen, daß

- bei sichtbarem **EITER** eine **BAKTERIELLE INFEKTION**,
- bei einer **SERÖSEN ENTZÜNDUNG** wohl eher eine **VIRALE INFEKTION** vorliegt.

4. Vergrößerte, druckschmerzhafte und verschiebliche **LYMPHKNOTEN** deuten auf eine **INFEKTION** hin. Da es sich um Lymphknoten im Halsbereich und im Leistenbereich handelt, also quasi an entgegengesetzten Enden des Körpers, handelt es sich um eine **ALLGEMEININFEKTION**.

5. Eine **GRIPPEÄHNLICHE SYMPTOMATIK** kann alles und gar nichts bedeuten.
Da sie direkt vor dem Exanthem stattgefunden hat, könnte sie damit in Zusammenhang stehen.
Diese grippeähnliche Symptomatik deutet auf jeden Fall auf eine Anregung der **ABWEHR** hin.

6. Die **BESCHLEUNIGTE BLUTKÖRPERCHENSENKUNGSREAKTION** weist immer auf eine **STIMULIERUNG DES ABWEHRSYSTEMS** hin.

☞ *Da die Beschleunigung der Senkung nicht besonders ausgeprägt ist, handelt es sich sicher nicht um eine akute Infektion, sondern um ein* ***CHRONISCHES GESCHEHEN****.*

Die Leber, die 3 Querfinger unter dem Rippenbogen tastbar ist, kann **NICHT** ohne weiteres als vergrößert angesehen werden. Die gesunde Leber weist zahlreiche Formvarianten auf, so daß Sie bei einem, Ihnen unbekannten Patienten nur die **DRUCKSCHMERZHAFTIGKEIT** der Leberkapsel beurteilen können.

➡ *Hinweis auf ein* ***ÖDEM***

Diese Leber ohne Druckschmerz und mit scharfen Leberrand muß also als **NORMAL** angesehen werden.

Da man sich bemühen soll, pro Patient nur ***EINE*** *Diagnose zu stellen, kann man mal spekulieren, ob man die Befunde unter einen Hut bekommt.*

Bei Ihrem Patienten liegen Zeichen einer

- *BAKTERIELLEN (3.)*
- *CHRONISCHEN (6.)*
- *GENERALISIERTEN (4.)*
- *INFEKTION (4.,5.,6.)*

vor, die irgendwie zu einem ***PAPULÖSEN EXANTHEM*** *geführt hat.*
Alle anderen internistischen Befunde sind, soweit beurteilbar in Ordnung.

Wenn Sie eine solche Infektion suchen, stellen Sie sich bitte noch einmal das Exanthem vor:

- kleine rote Pünktchen, nicht juckend (!),
- leicht druckschmerzhaft (!),
- die auch an der Fußsohle zu finden sind.

2. Aufgabe:

Um welche Erkrankung handelt es sich?

Antwort:

✗ Lues II.

NICHTJUCKENDE PAPELN, die an

- **HANDTELLER** und
- **FUSSOHLEN**

sitzen, sind hinweisend auf Lues II.

Sie erinnern sich noch: **LUES I**, der **HARTE SCHANKER** heilt nach einiger Zeit von alleine wieder ab und kann, da das Ulcus **SCHMERZLOS** ist, übersehen werden.
Eine Weiterverbreitung der Treponemen ist in diesem Stadium bereits möglich, obwohl die serologischen Tests (*Wassermann-Test, z. B.*) noch negativ sind.

Mit Abheilung des Primäraffekts kommt es zur **GENERALISATION** der Erreger; jetzt erfolgt die Bildung spezifischer **ANTIKÖRPER** (*serologische Tests positiv*).

Während der Zeit, in der die Bildung der Antikörper erfolgt, ist das **ABWEHRSYSTEM** angeregt:

- Kopfweh,
- Leistungsknick,
- Gliederschmerzen,
- Nachtschweiß (*subfebrile Temperaturen*) oder auch
- nächtliche Knochenschmerzen.

➡ Die "**GRIPPE**"

Diese Grippe läutet das 2. Stadium der Lues ein.

LUES II ist durch eine Vielzahl von Erscheinungen gekennzeichnet.

Allen voran werden **CONDYLOMATA LATA** (*hauptsächlich in der Rima ani*) gefunden, weiterhin ein sehr unterschiedliches **EXANTHEM, TONSILLITIS** und **LYMPHKNOTENSCHWELLUNGEN**.

Später kommt noch ein Haarausfall und das Leukoderm (*weißliche Hautverfärbungen*) dazu.

☞ *Vorsicht bei der Untersuchung solcher Erscheinungen!*
*Condylomata lata und die Angina sind sehr **ANSTECKEND**; also immer **HANDSCHUHE** anziehen!*

Die Erscheinungen bei Lues II verschwinden von alleine wieder; sie **REZIDIVIEREN** aber immer wieder. Im Laufe der Zeit werden die Hauterscheinungen immer weniger dramatisch, bis der Patient schließlich **ERSCHEINUNGSFREI** ist.
Er ist aber immer noch seropositiv und kann andere anstecken!

Nach 3 bis 15 Jahren nach der Erstinfektion kann es dann zu **LUES III** - Ausbildung von Gummata - kommen.

3. Aufgabe:

Was ist zu tun?

A) Eine Therapie zur Stärkung der Immunabwehr
B) Eine Meldung ans Gesundheitsamt
C) Den Patienten zum Hautarzt schicken
D) Eigentlich hätten Sie die Untersuchung nicht durchführen dürfen.

Antwort:

✗ Lösung C.

A) Sicherlich wissen Sie noch, daß der HP **GESCHLECHTSKRANKHEITEN NICHT** behandelt (*und in Bayern auch nicht AIDS*).

☞ Deshalb schicken Sie den Patienten ohne gute Ratschläge und Therapien zum Hautarzt.

B) Eine Meldung nimmt bei den Geschlechtskrankheiten derjenige vor, der die **DIAGNOSE** stellt.
Da Sie die Geschlechtsorgane nicht untersuchen, können Sie auch keine Diagnose stellen.
Bei Geschlechtskrankheiten meldet der **ARZT**; nur bei Krankheiten des BSeuG meldet der HP wenn er einen entsprechenden Verdacht hat.

C) *Die einzig richtige Lösung.*
Geschlechtskrankheiten unterliegen lt. Gesetz der **BEHANDLUNGSPFLICHT**; d. h., wenn Sie den Verdacht auf eine Geschlechtskrankheit hegen, müssen Sie, im Rahmen Ihrer Sorgfaltspflicht dafür sorgen, daß sich der Patient qualifiziert **BEHANDELN** läßt. Am besten, Sie rufen im Beisein des Patienten beim **HAUTARZT** an (*oder lassen den Patienten anrufen*) und einen **BEHANDLUNGSTERMIN** vereinbaren.
Wenn Sie den Eindruck haben, daß der Patient den Termin und die Behandlung ernst nimmt, ist die Sache für Sie erledigt.

☞ Wenn Sie den Eindruck haben, daß der Patient **NICHT** vorhat, sich einer Behandlung zu unterziehen, müssen Sie **NAMENTLICH DEM GESUNDHEITSAMT MELDEN**.

➠ *Also, motivieren Sie Ihren Patienten gut!*

D) Sie dürfen laut Gesetz bei Verdacht auf Geschlechtskrankheiten **NICHT** untersuchen, aber Ihr Patient kam ja mit der Fragestellung einer Allergie.

☞ *Wenn sich im Laufe einer Untersuchung herausstellt, daß es sich (eventuell) um eine Geschlechtskrankheit handelt, ist die Untersuchung **ZU ENDE ZU BRINGEN** und den Patienten in ärztliche Behandlung zu schicken.*

5.3. Eine 78jährige Frau kommt zu Ihnen wegen eines juckenden Hautausschlags am Unterarm und an den Unterschenkeln. Der Ausschlag besteht schon seit ca. 2 Jahren und wird langsam, aber stetig schlimmer.
Auf dieser Hautveränderung treten fast regelmäßig, alle 6 Monate Pyodermien (*eitrige Infektionen*) auf, die mit Antibiotikasalben behandelt werden.
Ansonsten fühlt sich die Patientin mäßig gesund. Die Eigenanamnese ergibt eine therapierte Linksherzinsuffizienz, Krampfadern, Verdauungsbeschwerden (*Obstipation, Blähungen*) und einen Diabetes mellitus Typ 2, der mit Tabletten eingestellt ist.
Sie wohnt in einer Altenwohnanalge und würde sich mehr Kontakt zu ihren Kindern wünschen.
Sie schläft schlecht, wacht öfters nachts auf, macht aber dafür einen Mittagsschlaf. Der Appetit ist wechselnd, die Trinkmenge beträgt ca. 0,5 l, davon die Hälfte Kaffee. Wasserlassen ist problemlos. Das Gewicht ist in den letzten 5 Jahren in etwa konstant geblieben; Sport treibt sie nicht.

Die internistische Untersuchung ergibt:

Patientin in mäßigem Allgemeinzustand und normalgewichtig.
Im Kopfbereich kein pathologischer Befund. Herztöne sehr leise, soweit beurteilbar normal. Über den Karotiden beidseits ein scharfes Reibegeräusch. Lunge mit bronchitischen Geräuschen in den Unterfeldern (*subjektiv aber keine Beschwerden*) und normalem Perkussionsbefund, Atemverschieblichkeit 1,5 Querfinger. Der Bauch ist leicht aufgetrieben, Bauchdecken weich, keine sicheren Resistenzen tastbar. Leber 3 Querfinger unter dem Rippenbogen tastbar, Rand scharf. Nieren nicht tastbar. Nierenlager und Wirbelsäule klopfschmerzfrei; Reflexe seitengleich schwach auslösbar, Ausnahme: die Bauchhautreflexe sind bei schlaffer Bauchdecke nicht auslösbar.
RR 145/75, Puls 70.
Die Haut weist am Unterarm und an den Unterschenkel rote, ca. 1 mm große rote Pünktchen auf, sowie Kratzspuren. Die Haut selbst ist bemerkenswert schlaff, dünn, von kleinen Falten durchzogen und durchscheinend für die Gefäße. Die Haut von Armen und Beinen ist haarlos; vereinzelt sind Narben zu sehen. Auch die Narben wirken schlaff. Die Haut am gesamten Körper schuppt sich in kleinsten Schüppchen.

Zum Schluß noch die Werte der Blutsenkung: 8 mm in der ersten Stunde.

1. Aufgabe:

Welche Aussage ist richtig?

A) Es handelt sich um einen alterspezifischen Normalbefund.
B) Es handelt sich um eine Hautatrophie.
C) Es handelt sich um eine Folge der Antibiotikatherapie.
D) Es handelt sich um eine Autoaggressionskrankheit.

Antwort:

✗ Lösung B.

A) *Denken Sie als* ***GANZHEITSMEDIZINER*** *immer dran:*

☞ *ein* ***ABBAU IM ALTER*** *ist nicht zwingend!*

Auch wenn viele ältere Menschen Probleme (nicht nur mit der Haut) haben, sind diese Befunde keineswegs als ***NORMAL IN IHREM ALTER*** *zu akzeptieren! Mittel und Möglichkeiten gibt's viele.*

B) Es handelt sich offensichtlich um eine **VERDÜNNTE HAUTSCHICHT**, der wahrscheinlich auch die **HAUTANHANGSGEBILDE** fehlen.
Eine **HAUTATROPHIE** spielt sich hauptsächlich in der **LEDERHAUT** und den unteren Schichten ab; die Epidermis ist noch normal dick.

Durch die fehlenden Unterfütterung wirkt die Haut sehr **SCHLAFF**, hat kleine Knitterfalten und spiegelt etwas. Sie ist sehr **DURCHSICHTIG**, so daß die Venen deutlich abgezeichnet durchschimmern.
Da die Wurzeln der Hautanhangsgebilde, wie **HAARE** und **DRÜSEN** normalerweise in den unteren Hautschichten lokalisiert sind, **FEHLEN** diese bei einer Hautatrophie ebenfalls.
Diagnostizierbar ist eine Hautatrophie also am **FEHLEN** jeglicher Behaarung, auch der **LANUGO-BEHAARUNG**.

C) Eine **ANTIBIOTIKATHERAPIE** tötet Bakterien ab.
Systemisch (*oral*) gegebene Antibiotika schädigen die **DARMFLORA** mit allen Folgen; Salben wirken mehr lokal.
Die Folgen lokal angewendeter Antibiotika sind wesentlich harmloser; die **HAUTFLORA** regeneriert sich danach ziemlich rasch.
Für alles kann man Antibiotika nun doch nicht verantwortlich machen.

D) Eine **AUTOAGGRESSIONSKRANKHEIT** kann man in dem Moment ausschließen, in dem die **SENKUNG NORMAL** ist.

☞ Autoaggressionserkrankungen gehen **IMMER** mit einer Senkungsbeschleunigung einher.

➡ Fazit: es handelt sich um eine **HAUTATROPHIE**.

Hier ein kleiner Test, ob Sie die Hautanatomie und -physiologie verstanden und behalten haben:

2. Aufgabe:

Wie erklären Sie den juckenden Hautausschlag?

Antwort:

✘ Durch die Atrophie.

- Die **TALG- UND SCHWEISSDRÜSEN** der Haut stellen einen wichtigen Schutzfaktor dar.
  TALGDRÜSEN produzieren Talg, ein Triglycerid, der Schweiß der Schweißdrüsen verteilt den Talg über die Haut.
  Die Standortflora der Hautbakterien ernährt sich von dem Talg und zersetzt ihn.
  Dadurch entstehen freie Fettsäuren.
  ➠ Der **SÄURESCHUTZMANTEL.**
  Normale Bakterien werden durch saures Milieu eher abgeschreckt, deshalb stellt der Säureschutzmantel einen wichtigen **BAKTERIZIDEN FAKTOR** dar.
  ☞ *Wohlgemerkt: der Säureschutzmantel ist nur dann vollständig, wenn Schweiß- **UND** Talgdrüsen Hand in Hand arbeiten. Auch wenn nur eine Sorte von Drüsen ausfällt, ist die Haut vermehrt Angriffen aus der Umwelt ausgesetzt.*
  Da bei der Hautatrophie beide Arten von Drüsen fehlen, sind die rezidivierenden Hautinfektionen der Patientin kein Wunder.

- Ein weiterer Schutzfaktor der Haut ist die **EPITHELDICKE**. Ein dickes, verhorntes Epithel bietet gegen die meisten Bakterien und gegen Viren einen ausreichenden Schutz.

Da bei einer Hautatrophie der Säureschutzmantel ausfällt, versucht das Epithel (*die Epidermis*) dieses Manko auszugleichen, indem es vermehrt Zellen, und damit **HORN** produziert (*schauen Sie sich doch noch mal im Hautatlas den Schichtenaufbau der Epidermis an*).
☞ Denn: bei der Hautatrophie ist die Epidermis nicht betroffen, lediglich das **CORIUM** und die **SUBCUTIS.**
Die hohe Mitoserate führt zu einer vermehrten **SCHUPPUNG** der Epidermis
➠ die berühmte trockenen Haut des älteren Menschen.

Kleine Schuppen **JUCKEN,**

➠ der Patient kratzt, setzt kleine Wunden,
➠ die bei dieser Konstellation schlecht heilen.

Dadurch wird der Kreislauf jucken-kratzen-jucken ständig aufrechterhalten.
Die kleinen roten, sichtbaren Pünktchen sind also lediglich aufgekratzte und noch nicht abgeheilte Haut.

3. Aufgabe:

Zählen Sie die übrigen pathologischen Befunde auf und ordnen Sie sie Organen zu!

Antwort:

1.	Linksherzinsuffizienz	Herz/Kreislauf
2.	Krampfadern	Herz/Kreislauf
3.	Verdauungsbeschwerden	Darm
4.	Diabetes mellitus	Stoffwechsel
5.	Durchschlafstörungen	ZNS
6.	Trinkmenge 0,5 l	Wasserhaushalt
7.	Strömungsgeräusch über den Karotiden	Herz/Kreislauf
8.	bronchitische Lungengeräusche	Lunge
9.	Atemverschieblichkeit 1,5 QF	Lunge
10.	aufgetriebener Bauch	Darm
11.	schlaffe Bauchdecken	Muskeln

5. Die **DURCHSCHLAFSTÖRUNG** in Verbindung mit einem Mittagsschlaf weist auf eine **STÖRUNG** in der endogenen Regulation des **SCHLAF-WACH-RHYTHMUS** hin.
Der Schlaf-Wach-Rhythmus wird erzeugt durch das Zusammenspiel mehrerer Hirnteile und ist deshalb besonders störungsanfällig.

☞ *Störungen des Nachtschlafs sind daher oft das erste Zeichen einer diffusen, unspezifischen Hirnfunktionsstörung, z. B. der* ***ARTERIOSKLEROSE****.*

6. Die **TRINKMENGE** von einem halben Liter ist beim besten Willen zuwenig.

☞ *Wenn Sie dann noch bedenken, daß davon die Hälfte Kaffee ist, kommt Ihre Patientin auf 0,25 Liter verwertbare Flüssigkeit (!)*

7. Die **STRÖMUNGSGERÄUSCHE** über den Karotiden weisen auf eine intravasale Stenose hin,
➟ meist aufgrund von Arteriosklerose.
Die Arteriosklerose würde auch gut zu der Schlafstörung passen.

8.,9. Eine geringe Atemverschieblichkeit bedeutet insgesamt eine **MINDERBELÜFTUNG** der Lunge. Gemäß dem **EULER-LILJESTRAND-REFLEX** sind minderbelüftete Lungenbezirke weniger durchblutet und damit **INFEKTANFÄLLIGER**. Die leichte Bronchitis kann also durchaus mit der verminderten Zwerchfellverschieblichkeit zusammenhängen.

☞ *Beachten Sie aber bitte, daß der Perkussionsbefund **NORMAL** ist, d. h. es kann sich daher nicht um ein Lungenemphysem handeln.*

10. Der **AUFGETRIEBENE BAUCH** rührt vermutlich von einer **GASANSAMMLUNG** im Bauchbereich her

➟ **BLÄHUNGEN**.

*Blähungen treten beispielsweise bei Nahrungsunverträglichkeit oder bei **DARMTRÄGHEIT** auf; vermutlich bei Ihrer Patientin von der anamnestisch bekannten Obstipation.*

11. Bei sehr schlaffen Bauchdecken kann man keine Fremdreflexe mehr auslösen.

*Stellen Sie sich noch mal die Patientin bildlich vor - woher kommen wohl die **SCHLAFFEN BAUCHDECKEN**?*

☞ *Richtig, die Patientin treibt keinen **SPORT**.*

Zusammenfassung:

Unsere Patientin leidet unter

- Hautatrophie
- Arteriosklerose und Kreislaufinsuffizienz (Wasserhaushalt !!)
- Darmträgheit
- Bronchitis wegen Minderbelüftung der Lunge
- Diabetes
- schlaffem Muskeltonus.

4. Aufgabe:

Welche Ratschläge würde Sie als Ganzheitsmediziner der Patientin geben?

Antwort:

✗ Vermehrte Flüssigkeitszufuhr und Sport.

Die Patientin fordert ihren Körper offensichtlich nicht. Was aber nicht (physiologisch) beansprucht wird, atrophiert.

Sie sollten sich bei dieser Patientin mit dem behandelnden **ARZT** kurzschließen und als erstes die **TRINKMENGE** allgemein heraufsetzen.

☞ *Sie wissen, die normale Trinkmenge beträgt zwischen 2 und 3 Liter pro Tag .*
(roter Tee, Wasser, Saft, Milch, Suppe; alles Andere ist Vergnügen und geht extra!)
*Da eine Herzinsuffizienz diagnostiziert ist, sollten Sie in diesem Fall **MIT DEM ARZT** beraten,*
➡ *aber 0,5 Liter ist auf jeden Fall zuwenig.*

Vermutlich wäre mit einer verbesserten allgemeinen Durchblutung auch die Hirndurchblutung besser und die **SCHLAFSTÖRUNGEN** reduziert.

Zum Zweiten bräuchte die Patientin und ihre Organe etwas mehr Schwung.
➡ **SPORT**, nicht übertrieben, aber regelmäßig, ist dafür ein ausgezeichnetes Mittel.

Eine erhöhte Durchblutung und **TÄTIGKEIT DER MUSKELN** sorgt gleichzeitig für eine **VERBESSERTE HAUTDURCHBLUTUNG** (*die Hautgefäße entspringen aus den Muskelgefäßen*), erhöht die Anzahl der **INSULINREZEPTOREN** in der Peripherie, verbessert die **DARMTÄTIGKEIT** und würde die **LUNGE** besser belüften.

*Je nach gesundheitlichem Zustand der Patientin wäre z. B. **SCHWIMMEN** geeignet.*

5.4. Ein 26jähriger Mann kommt wegen eines stark juckenden Ausschlags zu Ihnen. Der Ausschlag besteht seit 4 Wochen und ist durch nichts wegzukriegen .
Ihr Patient ist schlank und sieht etwas abgespannt aus. Auf Befragen erzählt er, daß er viel Arbeit habe, da er vor kurzem die Firma seines Vaters übernommen habe. Er fühle sich auch etwas fertig .

Die Eigenanamnese ergibt keine besonderen Hinweise. Der Patient hatte keine schlimmeren Kinderkrankheiten, ist eigentlich nie krank (*nur das Jukken mache ihm jetzt verrückt*). In der letzten Zeit habe er Schlafstörungen, er wache morgens durchgeschwitzt auf.
Ihr Patient ernährt sich vorwiegend vegetarisch; er ißt maximal 1 mal pro Woche Fleisch. Die Trinkmenge beträgt ca. 2 Liter, davon 0,5 l pro Tag Milch. Der Stuhlgang ist regelmäßig, Wasserlassen normal und er nimmt keine Medikamente ein.

Der Untersuchungsbefund:

RR 135/80, Puls 70. Im Kopfbereich kein pathologischer Befund, außer einem vergrößerten, schmerzlosen Lymphknoten im Halsbereich.
Die Herztöne sind rein, keine Geräusche; Lungenbefunde im Normbereich. Bauchdecken weich, keine Resistenzen fühlbar; Nierenlager und Wirbelsäule klopfschmerzfrei. Alle Reflexe sind seitengleich auslösbar.
Die BKS beträgt 35/56 mm, keine erhöhte Körpertemperatur.
Der Hautausschlag befindet sich am Rücken in Höhe der Schulterblätter. Er besteht aus Papeln, die auf einer hyperpigmentierten Hautfläche stehen. Die Hautfläche beträgt etwa 10 x 20 cm; die Papeln sind 1 bis 2 mm groß, etwas heller als die umgebende (*hyperpigmentierte*) Haut und z. T. aufgekratzt. In den Kratzspuren sieht man ab und zu kleine Eiterbläschen.

1. Aufgabe:

Es handelt sich um ...

A) eine vegetative Dystonie bei Überarbeitung
B) eine Lokalinfektion der Haut
C) Kratzeffekte
D) einen Normalbefund
E) etwas Anderes.

Antwort:

✗ Lösung E.

A) *Schon wieder reingefallen:* eine **VEGETATIVE DYSTONIE**, ein **ERSCHÖPFUNGSSYNDROM** oder eine **PSYCHOSOMATISCHE ERKRANKUNG** erkennt man daran, daß eine **VIELZAHL** von Befunden aus unterschiedlichen Organsystemen vorliegen.

☞ *Bei Ihrem Patienten handelt es sich eigentlich um **EIN EINZIGES SYMPTOM**.*

B) Da lediglich einige der Kratzspuren superinfiziert sind, kann man davon ausgehen, daß diese Infektion **NICHT** die Quelle des Übel darstellt.

*Das Problem bei der Diagnose von Hauterkrankungen ist ja immer, die **PRIMÄREFFLORESZENZ** zu erkennen, da daraus (eventuell) die Diagnose abgeleitet werden kann.*

*Die Primäreffloreszenz ist in diesem Fall wohl eher die **PAPEL**.*

C) Ein **JUCKREIZ** kann durch **KRATZEN** ausgelöst werden, da aber, wie oben ausgeführt in diesem Fall die Papel als Primäreffloreszenz anzusehen ist, handelt es sich wohl nicht alleine um Kratzeffekte.

☞ *Was Ihnen aber bei den Kratzeffekten auffallen könnte, ist die Tatsache, **DASS** eine Superinfektion vorliegt; wie oft haben Sie sich schon gekratzt, ohne daß es zu Superinfektionen gekommen wäre.*

D) *Hier gibt es mehrere Punkte, die nicht dem Normalbefund entsprechen; Sie dürfen Sie gleich zusammensuchen.*

E) *Eigentlich war die Frage nur ein Test, ob Sie es sich mittlerweile abgewöhnt haben, vorschnell zu urteilen. Ich sehe, Sie haben's gepackt.*

2. Aufgabe:

Suchen Sie die pathologischen Befunde heraus und ordnen Sie sie Organsystemen zu!

Haut Ausschlag stark juckend 4 Wo / Rücken Schulterblätter

Nerven überarbeitet

Abwehr Lymphknoten schwellung, schmerzlos !

Abwehr BKS 35/56

Antwort:

1.	stark juckender papulöser Hautausschlag auf hyperpigmentierter Haut	Haut
2.	Nachtschweiß	Abwehrsystem
3.	schmerzlos vergrößerter cervicaler Lymphknoten	Krebs ?
4.	beschleunigte BKS	Anregung der Abwehr

1. **HAUTAUSSCHLÄGE** können, wie Sie mittlerweile gemerkt haben, wirklich fast alles als Ursache haben. Wenn **PIGMENTSTÖRUNGEN** auftreten, obwohl der Patient nie mit Hautgeschichten etwas zu tun hatte, bestünde die Möglichkeit (*aber wirklich nur eine von mehreren Möglichkeiten*!), daß diese Störung von innen kommt, z. B. **HORMONVERMITTELT** ist.

☞ *Ähnliche Störungen können (KÖNNEN !!) bei **PARANEOPLASTISCHEN SYNDROMEN** vorkommen.*

2. Wenn der Patient über **SCHLAFSTÖRUNGEN** berichtet, sollten Sie sich immer angewöhnen, genau nachzufragen.
Falls der Patient in den frühen Morgenstunden schweißgebadet aufwacht und sich umziehen muß, handelt es sich um **NACHTSCHWEISS**, der als **ANREGUNG DES ABWEHRSYSTEMS** anzusehen ist.
Es handelt sich dabei quasi um eine **VORSTUFE VON FIEBER,**
➡ um **SUBFEBRILE TEMPERATUREN**.
Eine andere Möglichkeit wäre die Hormonfehlregulation während der Wechseljahre oder tatsächlich eine schwere vegetative Dystonie.
Um die Wechseljahre handelt es sich höchstwahrscheinlich nicht, für eine vegetative Dystonie sind zuwenig verschiedene Symptome im Spiel.

3. Ein **SCHMERZLOS VERGRÖSSERTER LYMPHKNOTEN** ist immer sehr verdächtig auf ein **KARZINOM.**

☞ *Alle Lymphknoten, die aufgrund einer Infektion vergrößert sind, schmerzen. Also Krebs?*

4. Die Senkung Ihres Patienten ist schon relativ kräftig beschleunigt. Wenn es sich um eine Infektion handeln würde, müßte gleichzeitig Fieber vorhanden sein.

3. Aufgabe:

Was tun Sie als Nächstes?

Antwort:

✗ Zum Internisten schicken und ein großes Blutbild anfertigen lassen.

Egal, wie jung der Patient ist, man muß in der Diagnostik immer das Schlimmste annehmen. Es gibt nämlich Krankheiten, die man sofort schulmedizinisch behandeln sollte
➡ *Krebs.*

Das Ergebnis bei diesem Patienten war:

- mittelgradige Anämie,
- Lymphozytopenie und
- eine Eosinophilie.

Dieses sind typische Befunde bei der **LYMPHOGRANULOMATOSE M. HODGKIN**.

Die Erkrankung befällt das **LYMPHORETIKULÄRE SYSTEM** und geht mit einer verminderten Aktivität der **ZELLULÄREN IMMUNKOMPONENTEN** einher.

Die übliche Manifestationsart ist, daß die Patienten einen schmerzlos vergrößerten **LYMPHKNOTEN IM HALSBEREICH** feststellen, der über Wochen und Monate langsam **GRÖSSER** wird.

Manchmal läßt sich der sog. **ALKOHOLSCHMERZ** feststellen: wenn der Patient kleine Mengen Alkohol zu sich nimmt, **SCHMERZT** der vergrößerte Lymphknoten.

☞ Der Alkoholschmerz ist **PATHOGNOMONISCH** (= *hinweisend*)
➡ für **M. HODGKIN**.

Zur Sicherung der Verdachtsdiagose **ENTFERNT** man den Lymphknoten und bereitet ihn **HISTOLOGISCH** auf: bei M. Hodgkin sieht man

- die sog. **HODGKINZELLEN** und
- die **STERNBERG-REED-ZELLEN**.

Die **HAUTERSCHEINUNGEN** sind bei M. Hodgkin recht unterschiedlich; sie können von kaum sichtbaren Veränderungen bis zur hyperpigmentierten Fläche, wie in diesem Fall, reichen.

Ein Drittel der Patienten leidet zusätzlich unter einem starken **JUCKREIZ**.

Allgemeinsymptome treten erst im weiteren Verlauf auf:

- Fieber,
- Gewichtsverlust,
- Nachtschweiß.

Sie haben eine eher ungünstige Prognose.

Die **BEHANDLUNG** des M. Hodgkin erfolgt mittels **BESTRAHLUNG** oder durch **CHEMOTHERAPIE**.
Insgesamt überlebt die Mehrzahl der Patienten 10 Jahre nach Diagnosestellung; leider jedoch nicht alle.

Bei diesem Patienten wurde trotz Therapie 6 Monate später ein Leberbefall festgestellt; der Patient verstarb 8 Monate nach Diagnosestellung.

Stichwortverzeichnis

A

B

C

D

E

I

J

K

M

N

O

P

S

V

W

X

Z

Ad finitum ...

Freunde und Sympathisanten unseres Verlags, ich muß ganz offen sagen, ich bin überwältigt von der Flut der An- und Nachfragen, die über uns hereingebrochen ist. Ein paar Dinge, die ich kurz ansprechen will, bevor es zum nächsten Buch geht,

❶ **Bitte, wenn möglich bei Anfragen o. ä. eine Telefonnummer angeben. Rein schriftliche Anfragen haben schlechte Karten. Ich komme nicht dazu schriftlich zu antworten.**

❷ **Umseitig sind unsere Stammhändler, bei denen unsere Bücher ausliegen sollten. Wenn nicht, nachfragen. Entweder der Titel ist vergriffen (*was nicht mehr vorkommen soll!*) oder ausverkauft. Es kann sein, daß die zuständige Kraft im Urlaub ist oder krank etc., jedenfalls sollten Sie bitte nachhaken oder bestellen. Manchmal ist der Wurm drinnen, aber das hat meist technische Hintergründe.**

❸ **Damit von unserer Seite diese Pannen verschwinden werde ich den Vertrieb abgeben. Die Direktbestellungen bitte in Zukunft an Herrn Brockmann aus der umseitigen Liste unter**

Er-Leben, Bernd Brockmann, Rudolfstr. 2, 32584 Löhne.

❹ **Unsere Telefonseelsorge ist für Sie nach wie vor erreichbar. Die Betreuung sowie der Fragenservice bleibt Ihnen also erhalten.**

❺ **Die Seminare für das nächste Jahr stehen auf den folgenden Seiten. Hoffentlich ist in Ihrer Nähe was dabei, wir werden uns jedenfalls noch mehr bemühen, Ihnen bei Ihrer Prüfung behilflich zu sein.**

❻ **Das Lehrbuch ist nicht vergessen, ebenso wie die anderen Titel.
Dafür gibt es, sobald ich dazu komme wieder ein Verlagsprogramm, aber erst sind die Bücher fällig.**

❼ **Das neue Schulprogramm kommt auch (*fertig ist es schon*) in ca. einem Monat.**

Also, auf bald ....

Karl-Heinz Herzog

Paukkurse 95
Der Nürnberger Trichter:

10.4. - 14.4 und 18.4. (*Die*) - 21.4.

für DM 980.- (*in unserer Schule in Fürth*)

Wie in diesem, so auch im nächsten Jahr, werden die prüfungsrelevanten Themen durchgepaukt. Sicher nicht zur Erholung geeignet, auch wenn wir's Ihnen so angenehm wie möglich machen wollen. Das Motto dieser zwei Wochen sollte deshalb auch lauten:

"*die nächsten Fragen stellt der Amtsarzt*".

Unser Tip deshalb: Paukkurs - Prüfung - Urlaub.

Unsere treuen Anhänger wollen wir dabei natürlich nicht vergessen.

- Wer also das enorme Wissen von Frau Dr. Rommelfanger live erleben möchte,
- wer Antworten auf Fragen sucht, die ihm bisher niemand beantworten konnte, kurz,
- wer also möchte, daß ihm der sprichwörtliche Seifensieder aufgeht ,

○ wem aber bisher die Entfernung zu groß war,

der ist natürlich ebenfalls herzlich eingeladen. In diesem Fall unser Tip: Paukkurs - Urlaub.

Übernachtungsmöglichkeiten können wir vermitteln, ansonsten hatten viele unserer letzten Teilnehmer Freunde und Verwandte in der Gegend, die sie schon lange mal besuchen wollten. Dies wäre eine Gelegenheit.

Die Blitz-Trichter Kurse:

Stuttgart
10.6. und 11.6.

München
15.6. und 16.6.

Wuppertal
4.11. und 5.11.

jeweils DM 350.-
(*Tagesverpflegung incl.*)

Infos und Anmeldungen bitte an die Verlagsadresse
siehe Umschlag.

Die Blitzkurse sind hinsichtlich des Zeitdrucks und der neuen Prüfungsordnung stark auf Differentialdiagnostische Probleme zugeschnitten. Es wird, ebenso wie im großen Paukkurs, auf prüfungsrelevante Gebiete eingegangen. Wenn Ihre Anmeldung rechtzeitig genug eingeht und Sie uns rechtzeitig genug Ihr zuständiges Gesundheitsamt mitteilen, können wir eventuell auf Ihre speziellen Schwerpunkte Rücksicht nehmen.

Deshalb noch einmal, in Ihrem eigenen Interesse,
MELDEN SIE SICH RECHTZEITIG AN.
Die Teilnehmeranzahl ist begrenzt und es ist unheimlich deprimierend völlig verzweifelten Schülern erklären zu müssen, daß beim besten Willen kein Platz mehr frei ist. Die Paukkurse haben einen enormen Andrang und sind teilweise Wochen vorher ausgebucht.
Also: wer zuerst kommt und mit Anzahlung bucht ...